AF463759

L'EXCLUSION

DU PYLORE

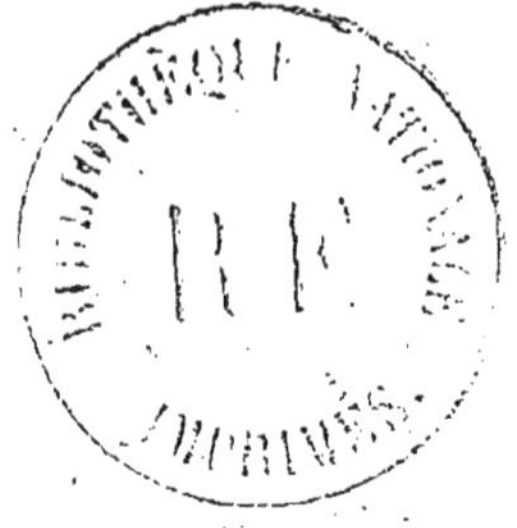

PAR

Le Dr Fernand CHAUVEL

Ancien interne des hôpitaux de Paris
(Beaujon, Maternité de l'hôpital Cochin, Trousseau, Necker, Bichat)
Médaille de bronze de l'Assistance publique

PARIS

G. STEINHEIL, ÉDITEUR

2, RUE CASIMIR-DELAVIGNE, 2

1898

L'EXCLUSION DU PYLORE

IMPRIMERIE LEMALE ET Cie, HAVRE

L'EXCLUSION

DU PYLORE

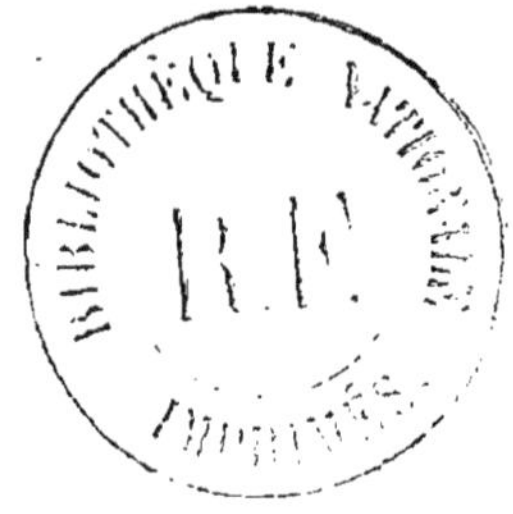

PAR

Le Dr Fernand CHAUVEL

Ancien interne des hôpitaux de Paris
(Beaujon, Maternité de l'hôpital Cochin, Trousseau, Necker, Bichat)
Médaille de bronze de l'Assistance publique

PARIS

G. STEINHEIL, ÉDITEUR

2, RUE CASIMIR-DELAVIGNE, 2

1898

À LA MÉMOIRE DE MON PÈRE

LE DOCTEUR HENRI CHAUVEL

Souvenir de profonde et tendre reconnaissance.

A MON PRÉSIDENT DE THÈSE

M. LE PROFESSEUR TERRIER

Respectueux hommage de son élève tout dévoué.

A MES MAITRES DANS LES HOPITAUX

M. LE DOCTEUR CHAUFFARD
M. LE DOCTEUR RENDU

Externat.

M. LE PROFESSEUR TERRIER
M. LE DOCTEUR JALAGUIER
M. LE DOCTEUR JOSIAS

Internat provisoire.

M. LE DOCTEUR B. ANGER
M. LE DOCTEUR BOUILLY
M. LE DOCTEUR JOSIAS
M. LE DOCTEUR ROUTIER
M. LE PROFESSEUR TERRIER

Internat.

M. LE DOCTEUR HARTMANN

Hommage de profonde gratitude.

A LA MÉMOIRE

DU PROFESSEUR VERNEUIL
DU PROFESSEUR TARNIER
ET DU DOCTEUR PRENGRUEBER

L'EXCLUSION DU PYLORE

Nous ne voulons pas quitter les hôpitaux de Paris, où nous avons passé dix des meilleures années de notre existence, sans adresser un souvenir reconnaissant à tous les Maîtres qui ont bien voulu nous accueillir comme externe, interne provisoire, puis interne titulaire.

Nous avons été également l'élève du professeur Debove, des Drs Segond, Ricard, Petit, Broca, Legueu, Guillemain ; leur bienveillance et leurs conseils ne nous ont jamais fait défaut et nous les quittons tous avec regret.

Nous devons un souvenir tout particulier aux Drs Rendu, Michaux, Josias et Routier, qui nous ont donné maintes fois des témoignages d'affectueux dévouement que nous n'oublierons pas.

Nous sommes heureux de pouvoir remercier également M. le Dr Roux et le professeur Dastre qui nous ont accueilli avec tant de bienveillance dans leurs laboratoires de l'Institut Pasteur et de la Sorbonne. M. le Dr Hartmann, pendant notre dernière année d'Internat, a été pour nous plus qu'un Maître, nous prodiguant constamment des marques de confiance et de sympathie, et nous sommes heureux de pouvoir lui exprimer ici notre profonde gratitude.

M. le professeur Terrier a été notre premier et notre dernier Maître dans les hôpitaux. Nous lui devons presque toutes nos connaissances chirurgicales et nous n'oublierons jamais ce qu'il a été pour nous pendant les deux années trop courtes que nous avons passées dans son beau service. Nous sommes profondément touché qu'il ait bien voulu accepter la présidence de notre thèse et nous tenons à lui dire, une fois de plus, notre sincère reconnaissance.

Introduction. Historique.

Pratiquer l'exclusion d'un segment du tube digestif, c'est éliminer ce segment du trajet que doivent suivre les matériaux de la digestion. Du jour où Littré (1774) pratiqua la première colostomie, une exclusion fut pour la première fois réalisée ; Littré avait fait l'exclusion du rectum. De même Sédillot fit l'exclusion de l'œsophage, en procédant à la gastrostomie (1849). De même encore Maisonneuve (1852) imaginant l'entéro-anastomose, exclut une portion de l'intestin ; mais plus que celles de Littré et de Sédillot, l'opération de Maisonneuve devait être fertile en conséquences. Depuis ces temps déjà reculés, l'exclusion, conséquence fatale de ces diverses interventions, a été érigée en méthode ; son histoire, quoique récente, est déjà longue. Nous devons la résumer dans ses grands traits afin de pouvoir, au cas particulier de l'exclusion du pylore, assigner sa place dans le cadre de l'exclusion en général.

On conçoit combien imparfaite était l'exclusion obtenue par une simple entéro-anastomose, l'anse exclue restant par ses deux orifices en communication avec le reste de l'intestin. Dès 1861, Haken (1) était allé plus loin expérimentalement : après avoir sectionné l'iléon vers sa terminaison, il en oblitérait le bout distal, tandis qu'il implan-

(1) Wölfler. *Berlin. klin. Woch.*, 1896, n° 23. Ueber Magen-Darm chirurgie. 25e *Congrès Soc. all. de chirurgie.*

tait le bout proximal dans le côlon ; une portion du côlon ascendant se trouvait ainsi exclue, mais par un de ses bouts seulement. C'était une exclusion unilatérale selon la classification proposée par Wölfler (1896). Cette exclusion unilatérale de l'intestin a été pratiquée chez l'homme par Kammerer, qui a, en même temps, fistulisé l'anse exclue (1).

En 1888, von Hacker proposa l'isolement absolu de l'anse du reste de l'intestin, en fermant les deux bouts de l'anse exclue et rétablissant la continuité du tube digestif par la suture bout à bout de la partie de l'intestin située au-dessus de l'anse exclue avec la portion située au-dessous ; mais c'est Salzer (2) surtout qui par ses expériences et ses indications, fonda la méthode de l'exclusion bilatérale, que Hochenegg (3) le premier appliqua sur l'homme avec succès (4). L'exclusion bilatérale a jusqu'à nos jours porté sur le gros intestin, le cæcum et le côlon ascendant en particulier.

En 1894, surgissait une grosse discussion. Jusqu'à cette époque les chirurgiens qui avaient pratiqué l'exclusion bilatérale, avaient cru prudent d'assurer un libre écoulement aux produits sécrétés dans l'anse exclue ; Hochenegg et Rudolph Frank (5) avaient laissé ouvertes, fixées dans la plaie abdominale, les deux extrémités de l'anse. Von Eisels-

(1) KAMMERER. *New-York medic. Record*, 1897, t. I, p. 253.

(2) SALZER. Ein Vorschlag zur Modification der Enteroanastomose durch völlige Ausschaltung des kranken Darmtheiles. *Verhandl. d. deutsch. Gesellsch. f. Chir.*, 1891.

(3) HOCHENEGG. Ein Beitrag zur Cæcal chirurgie und zur Ileo-Colostomie. *Wien. klin. Woch.*, 1891, n° 53.

(4) HEYDENREICH. Sur l'exclusion de l'intestin. *Semaine médicale*, p. 41, 1897.

(5) R. FRANK. Einige Darmoperationen mit Bemerkungen über die Darmnaht. *Wien. klin. Woch.*, 1892, n° 27.

berg (1) considérant que l'anse exclue pourrait se vider suffisamment par la fistule stercorale dont la présence avait nécessité l'intervention, ferma les deux bouts. Von Baracz (2), au contraire, ne craignit pas de suturer les deux bouts de l'anse exclue et de les réintégrer dans l'abdomen, sans que l'écoulement de sécrétions fût assuré d'aucune façon; le succès couronna son entreprise, comme il avait suivi d'ailleurs les interventions de Hochenegg, de R. Frank, de v. Eiselsberg. Mais à partir de ce moment, la question était posée de savoir s'il n'était pas plus dangereux de pratiquer l'exclusion bilatérale totale comme v. Baracz, que de faire l'exclusion bilatérale partielle ou avec soupape de sûreté comme les premiers opérateurs. Sur ce sujet les travaux ont été trop nombreux pour que nous les passions en revue; les expériences sur les animaux se sont multipliées. Reichel, Hochenegg, v. Eiselsberg, Narath, Wölfler, Heydenreich, tiennent pour l'exclusion partielle, v. Baracz, Obalinski tiennent ou, pour mieux dire, tenaient (1896) pour l'occlusion totale. V. Baracz en effet, rapportait au Congrès de Moscou (1897) les conclusions suivantes, qu'il avait tirées de ses expériences sur le chien (3) :

« 1° L'exclusion intestinale totale avec occlusion est un procédé beaucoup plus compliqué que l'exclusion sans occlusion, parce que l'anse à exclure doit être désinfectée, ce qu'on n'obtient qu'avec la plus grande difficulté ; de

(1) V. Eiselsberg. Zur Casuistik der Darmausschaltung. *Wien. klin. Woch.*, 1893, n° 8.

(2) Von Baracz. Ueber die totale Dermausschaltung und über die Verwenbarkeit der Kohlrüben. Plutten vei Ileo-Colostomie. *Centralbl. f. Chir.*, 1894, n° 27.

(3) *Semaine médicale*, 1897, p. 326.

plus, en pareil cas, le péritoine se prête aisément à l'infection.

« 2° L'anse exclue peut produire une grande quantité de matière fécaloïde, contenant de nombreux colibacilles. La cause de ce processus est vraisemblablement le manque de désinfection parfaite. Les bactéries restées dans l'intestin irritent la muqueuse et déterminent la formation de cette matière.

« 3° Par suite d'une irritation répétée de la part des matières accumulées et en raison du défaut de nutrition des parois de l'intestin, des ulcérations se forment après un laps de temps variable sur la muqueuse de l'intestin exclu, ce qui facilite la migration des bactéries vers la séreuse et engendre ainsi des abcès fistuleux avec perforation consécutive ;

« 4° L'exclusion totale de l'intestin avec occlusion présente sur les chiens de grands dangers, et, en conséquence, ne doit pas être pratiquée chez l'homme. »

On doit donc, d'après V. Baracz lui-même, dans toute exclusion bilatérale de l'intestin, laisser une issue aux liquides sécrétés. Obalinski (1) avait également par la suite fait des réserves.

Cette conclusion est aussi celle de Kusmik (2) qui attire l'attention sur un détail opératoire de grande importance : en procédant à l'exclusion, il faut prendre garde de ne pas priver l'anse intestinale du mésentère qui lui appartient.

(1) OBALINSKI. Noch einmal zur totalen Darmausschaltung mit völlstandigem Verschluss. *Centr.-Bl. f. Chir.*, 1896, n° 34.

(2) KUSMIK. *Deutsch. Zeitch. f. Ch.* Bd. XLV, 1897. — *Wratch*, XVIII, 1897, n° 41, p. 1486.

Nous avons insisté à dessein sur l'exclusion pratiquée sur l'intestin. En effet, tandis que les observations sur l'exclusion de l'intestin commencent à être nombreuses, et les expériences multiples, nous ne pouvons en dire autant de l'exclusion du pylore; les observations sont en nombre infime et les expériences à peu près nulles sur ce sujet; c'est donc par analogie qu'il nous faudra plusieurs fois raisonner dans le cours de ce travail.

De même que pour l'intestin, l'exclusion du pylore a été tout d'abord réalisée par une simple anastomose, la gastro-entérostomie; la plupart des chirurgiens estiment encore que ce mode d'exclusion est suffisant et s'y tiennent.

Comme pour l'intestin encore, c'est de l'impossibilité de mener à bien une résection des parties malades qu'est sortie la première exclusion plus parfaite.

« Chez plusieurs malades, dit Doyen (1), après avoir pratiqué la section de l'estomac en amont du pylore, il nous a été impossible, en raison de l'étendue des lésions, de réséquer les tissus attirés et force fut de refermer simplement en cul-de-sac le bout inférieur. »

Nous lui empruntons les observations suivantes :

Obs. I. — Doyen. Tableau des pylorectomies. In *Traitement chirur., etc.* (Observation 8), p. 340.

Homme, 22 ans; ulcère de l'estomac; sténose pylorique.

Crises gastralgiques depuis 7 ans; vomissements alimentaires depuis 3 ans, jamais d'hématémèses. Les vomissements deviennent journaliers. Le pylore semble refuser même les liquides.

(1) Doyen. *Trait. chir. des mal. de l'estomac*, 1895, p. 320. — Voir aussi *Congrès français de Chirurgie*, 1893.

Amaigrissement et faiblesse extrêmes.

Antécédents : contusion violente du thorax à 14 ans, 1 an avant le début des souffrances.

28 novembre 1892. Laparotomie. Nombreuses adhérences de la région pylorique. Section de l'estomac en amont d'une masse calleuse énorme. Fermeture de l'estomac.

Impossibilité d'isoler la masse calleuse qui se prolonge sur la deuxième partie du duodénum. *Fermeture du bout inférieur. Gastro-entérostomie antérieure.*

Guérison.

Obs. II. — Doyen. *Eod. loco.* (Observation 10), p. 342.

Femme, 52 ans. Sténose duodénale inflammatoire (cholécystite).

Il y a 4 ans, coliques hépatiques graves. Refuse la cholécystostomie. Depuis quelques mois, vomissements alimentaires répétés. Elle vient de rendre des aliments ingérés il y a un mois. Amaigrissement rapide. Présence fréquente de bile dans les vomissements. Hyperacidité gastrique.

Diagnostic : Sténose pylorique inflammatoire consécutive aux attaques antérieures de cholécystite. Le diagnostic été confirmé par l'examen des pièces.

16 mars 1894. Laparotomie. Nombreuses adhérences du pylore au fond de la vésicule qui font corps avec la première partie du duodénum. Il paraît exister encore des calculs au centre de cette masse indurée. *L'isolement en est impossible. Nous sommes forcés de fermer en cul-de-sac l'estomac et le duodénum et de faire la gastro-entérostomie antérieure.*

Mort au bout de 28 heures.

Cholécystite suppurée. Vésicule fistuleuse dans la 1re portion du duodénum. Deux calculs retenus dans une loge supérieure. Vaste abcès sous-muqueux du duodénum. Infection hépatique (figure 104 du *Traité*).

Nous ne savons si d'autres opérateurs se trouvant en

face des mêmes difficultés, ont eu recours au même procédé : nous n'en avons pas trouvé d'autres exemples. Cela tient à ce que le plus souvent on se rend compte de l'impossibilité de la résection par le fait des adhérences, non pas après avoir sectionné l'estomac, mais après avoir détaché les insertions épiploïques normales, avant toute incision. Cela n'en vaut d'ailleurs guère mieux ; car la tumeur du pylore ainsi abandonnée après qu'on l'a soigneusement privée de ses vaisseaux, est presque fatalement vouée au sphacèle. C'est ce qu'en 1892 exprimait von Hacker en ces termes : « La statistique de résections pour carcinomes a été gâtée par une série de cas dans lesquels on n'a reconnu qu'après des amputations étendues sur la petite et la grande courbure, c'est-à-dire, trop tard, que le cas était impropre à une opération radicale » (1).

En dehors de ces cas où il a eu en quelque sorte la main forcée, Doyen (2) dès 1893, au congrès français de Chirurgie, préconisait comme complément de la gastro-entérostomie, l'occlusion complète de toute communication entre la première portion du duodénum et l'estomac. « Nous avons jugé bon, dit-il dans son traité, dans les cas où il s'agit d'une lésion duodénale (sténose, ulcère) et où le pylore reste perméable, d'empêcher l'écoulement dans le duodénum d'une partie du contenu de l'estomac. Cette disposition doit être obtenue chaque fois qu'il n'existe pas de plaques indurées ou d'adhérences dans la région pylorique. Le fonctionnement du nouveau pylore n'en est que

(1) VON HACKER. Zur operativen Behandlung, etc. *Wiener Klinische Wochenschrift*, 1892.

(2) *Bulletin médical*, 1893, p. 304.

plus satisfaisant, et en cas d'ulcère duodénal, l'oblitération du pylore normal assure une guérison beaucoup plus rapide, la muqueuse altérée n'étant plus jamais en rapport qu'avec le suc des glandes de Brunner, le suc pancréatique et la bile, et échappant ainsi au contact irritant du suc gastrique et des acides organiques anormaux. »

Pour obtenir cette occlusion du pylore, Doyen sectionnait le pylore de part en part, il y a quelques années (observations 9 et 11 du tableau des pylorectomies, in *Traitement chir., etc.*) ; actuellement, il semble avoir donné la préférence à une sorte d'invagination du pylore renforcée d'une plicature.

Dans ces derniers cas, le but poursuivi est uniquement l'exclusion avec tous ses avantages ; cependant Doyen réservant ce complément de la gastro-entérostomie aux affections du duodénum dans lesquelles le pylore est normal, il s'ensuit qu'il s'agit non d'une exclusion du pylore, mais bien d'une exclusion du duodénum malade, et cela que l'incision ou l'invagination porte au-dessus ou au-dessous du pylore. Il faut néanmoins retenir que les premières applications de l'exclusion à la chirurgie gastrique sont incontestablement dues à Doyen.

A von Eiselsberg (1895) revient le mérite d'avoir, dans des conditions bien déterminées, et avec un succès remarquable, mis en pratique l'exclusion du pylore.

« Par la gastro-entérostomie, les symptômes de sténose sont toujours supprimés, la tumeur peut même cesser de s'accroître ; cependant un peu de la bouillie stomacale peut encore comme auparavant, quoique bien moins qu'auparavant, venir au contact de la tumeur et l'irriter.....

La combinaison de la gastro-entérostomie avec l'exclusion du pylore consiste donc en ceci que, dans les tumeurs inopérables du pylore, en même temps que la gastro-

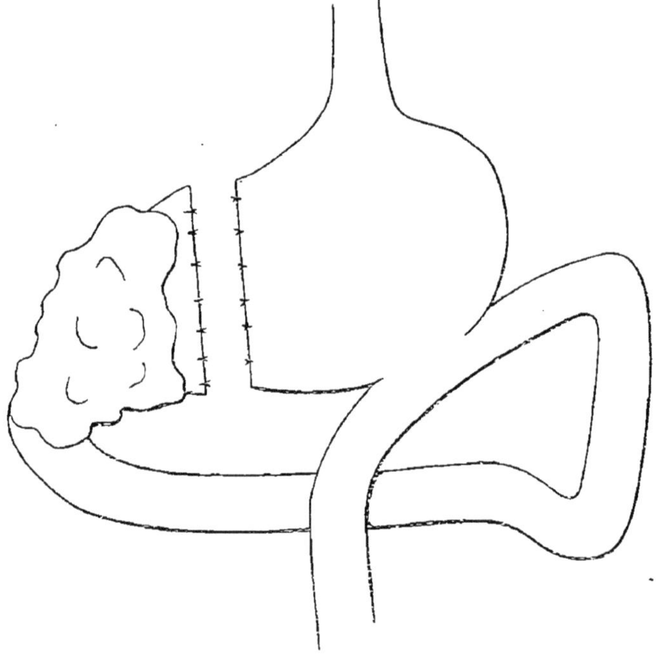

Fig. 1. — Schéma de l'exclusion du pylore, d'après F. von Eiselsberg (*Archiv für klin. Chir.*, 1895).

entérostomie est pratiquée, l'estomac est encore coupé tout près de la tumeur et les deux surfaces de section sont fermées respectivement chacune de leur côté. La tumeur est ainsi protégée contre le contact direct du contenu gastrique sans préjudice pour l'écoulement de la bile » (1).

Von Eiselsberg a fait trois fois seulement l'exclusion du pylore; il est le seul qui l'ait jusqu'à ce jour mise en

(1) Von Eiselsberg. Ueber Ausschaltung inoperabler Pylorusstrikturen nebst Bemerkungen über die Jegunostomie. *Archiv f. klin. Chir.*, L. 4, p. 919, 1895.

pratique dans le but bien déterminé de mettre une ulcération pylorique à l'abri du contact de substances irritantes. Nous reproduisons tout de suite ses observations.

OBS. III. — VON EISELSBERG. *Ueber Ausschaltung, etc.*, 1895 (Cas I).

P. V. O... Homme de 62 ans, souffre depuis 15 ans de douleurs d'estomac qui apparurent spontanément, qui se manifestaient principalement par une sensation de pression, de plénitude, des crampes d'estomac après avoir mangé et s'amélioraient beaucoup aussitôt que le malade se couchait sur le côté gauche. Sous l'influence de la diète, et par l'usage répété de la pepsine les douleurs s'étaient apaisées plusieurs fois, mais le malade maigrissait quelque peu.

Il y a 3 ans, apparurent pour la 1re fois des vomissements à caractères variables, mais surtout d'abord quelques heures après les repas. Avant et après le vomissement se manifestaient des douleurs d'estomac lancinantes particulièrement vives. Grâce à une diète sévère et à l'usage régulier des lavages d'estomac l'état s'améliora, jusqu'à ce qu'en novembre 1893 se montrât une aggravation, telle que les douleurs gastriques étaient persque insupportables, les vomissements étaient de plus en plus fréquents et le malade maigrissait considérablement (Dans les vomissements se trouvaient des aliments qui avaient été mangés la veille). Seulement lorsque le malade ne faisait usage que de lait et se lavait l'estomac chaque jour, l'état était supportable sans que pour cela les douleurs pussent être complètement supprimées. La faiblesse et l'amaigrissement croissaient et une opération s'imposait à bref délai. Fin juin 1894 mon collègue, le professeur Talma, vit le malade pour la 1re fois et trouva une résistance de la région du pylore ; le pylore lui-même était situé profondément. L'estomac était dilaté et sa fonction motrice insuffisante, le contenu de l'estomac était riche en HCl libre.

Après l'absorption de la viande et des œufs qui furent donnés au malade pour le repas d'épreuve, se montra aussitôt une crampe douloureuse. Avec une nourriture exclusivement liquide, et des soins pour rendre les selles libres, les douleurs diminuèrent. Après que le professeur Talma eut observé le malade pendant quelques jours il conclut qu'une guérison complète ne pouvait être obtenue que par une opération.

Les antécédents joints à la déperdition des forces, la découverte d'une tumeur de la région du pylore, me firent envisager l'opération comme le seul moyen possible d'obtenir la guérison. Celle-ci fut pratiquée de la façon suivante, après lavage de l'estomac, et anesthésie avec le mélange de Billroth. Incision médiane de l'appendice xiphoïde de l'ombilic. Après ouverture du péritoine et extériorisation de l'ectomac, on aperçut dans la région du pylore une tumeur grosse comme une pomme, dure, grossièrement mamelonnée qui parut fixée en arrière d'une manière inamovible. Le diagnostic porté fut celui de carcinome et on reconnut bientôt qu'une extirpation du pylore en considération des nombreuses adhérences avec la région du pancréas et la veine porte était impossible.

Comme les douleurs, aussi bien les douleurs spontanées, que celles surtout qui après les repas, se localisaient toujours dans la région pylorique, étaient au premier rang du complexus symptomatique, je pratiquai une exclusion du pylore. Après libération de la grande et de la petite courbure de l'estomac vers l'extrémité proximale de la tumeur du pylore, je plaçais une grande compresse sur l'estomac et celui-ci fut aussi bien que possible comprimé par les mains d'un assistant (entre les 2 index et les 2 médius). Ensuite incision du bout proximal à 2 centim. de la tumeur, de la petite à la grande courbure. A mesure que l'estomac était tranché, les deux incisions (placées l'une du côté du pylore et l'autre du côté du cardia) étaient aussitôt invaginées par une suture continue de la muqueuse et par des points séparés de la séro-musculaire placés par-dessus. On put ainsi éviter toute issue du suc gastrique dans la cavité abdominale; la compresse seulement était un peu souillée. Finalement l'estomac fut tranché vers le bout proximal de la tumeur et chaque tranche cousue sur elle-même.

Ensuite on choisit une anse du jéjunum à 30 centim. du point de fixation à la colonne vertébrale, on la vida de son contenu par expression etc. et on pratiqua une gastro-entérostomie antécolique typique avec une fistule de 8 centim. de longueur environ. (Incision de la séro-musculaire des organes seulement d'abord, suture, puis ouverture des muqueuses et suture de Wölfler.)

Toute l'opération dura 5/4 d'heure.

Le malade se releva bientôt de l'opération.

Suites normales.

A partir du moment de l'opération les douleurs cessèrent sur l'heure, de telle sorte que le malade recommençait une nouvelle vie après l'opération.

Après 20 jours il se lève et quitte bientôt après l'hôpital.

A partir de ce moment le malade reprit des forces, son appétit et ses forces ne cessèrent de croître ; il n'y eut jamais plus de douleur d'estomac, ni aucun trouble de ce côté. 3 mois et demi après l'opération augmentation de 15 kilogr. ; le malade se réjouit de son excellent état (à part un refroidissement qu'il a eu en hiver) comme j'ai pu m'en assurer moi-même, lorsque je revis le malade 11 mois après l'opération.

A cette occasion je ne pus plus par une recherche soigneuse de la région pylorique, trouver aucune tumeur, bien que cette recherche ait été faite à fond.

Obs. IV. — Von Eiselsberg. *Ueber Ausschaltung, etc.*, 1895 (Cas II).

V. d. P... Homme de 56 ans, a depuis son enfance souffert de temps en temps de l'estomac ; ces souffrances s'améliorèrent plus tard, pour réapparaître il y a 10 ans et s'aggraver depuis 7 ans. Depuis 5 ans pour la 1re fois apparurent les vomissements et la quantité d'aliments vomis était quelquefois si grande que le malade ne pouvait pas comprendre d'où il en pouvait venir tant. Depuis 1 an et demi les vomissements étaient mêlés de sang.

Depuis ce temps augmentation permanente des douleurs d'estomac qui arrivent à être insupportables ; et non seulement après les repas, mais aussi l'estomac étant vide, les douleurs tourmentent cet homme qui finalement ne prend plus que de l'eau et du lait.

En même temps affaiblissement et amaigrissement; en été 1894, il pesait 61 kilogr. tandis que quelques années auparavant il en pesait 66.

Le professeur Talma, qui vit le malade en juin 1894, sentit dans la région du pylore, une tumeur dure, qu'il regarda comme appartenant sûrement au pylore épaissi.

Le malade présente l'aspect d'un homme très affaissé. Nécessité d'une opération (phén. de sténose).

5 juillet 1894. Opération après lavage d'estomac.

Anesthésie : mélange Billroth ; incision médiane. Après ouverture du péritoine on voit et on sent un état de choses identique au cas I. Tumeur un peu plus petite. Estomac très dilaté.

La résection ne sembla pas praticable, car le pylore était fixé d'une façon presque complète. Par une palpation précise on pouvait reconnaître que la tumeur s'étendait jusqu'à la colonne vertébrale, et qu'il y avait dans la région du pancréas une série de gros noyaux semblables à des ganglions lymphatiques augmentés de volume.

En raison des douleurs, même opération que dans le cas précédent.

Gastro-entérostomie anté-colique avec fistule de 6 centimètres. Durée opératoire 1 heure et demie.

A remarquer dans la suite : Pendant les jours qui suivirent l'opération, régurgitations répétées, en même temps quelques symptômes d'inflammation péritonéale qui cessèrent au bout de 4 jours. Abcès de la paroi le 16e jour, d'où il sort un liquide un peu féculent et quelques grains de raisin ; issue de quelques gaz. La sécrétion de la plaie perdit bientôt le caractère féculent, devint claire, resta assez abondante pendant plusieurs mois et finalement se tarit.

Suites semblables au cas précédent. Les douleurs gastriques disparurent à partir du moment de l'opération et ne sont jusqu'à ce jour jamais revenues en aucune façon.

15 jours après l'opération augmentation de 5 kilogr. Digestion et selles normales.

10 mois après pas de douleurs depuis l'opération et bien portant bien qu'il ait eu du côté gauche des signes de tuberculose avec hémoptysie ; ces signes ont disparu.

Bien qu'à l'opération ce que l'on vit dans les deux cas plaidât en faveur d'un carcinome, les deux malades étaient 2 ans après l'opération (et l'un 2 ans et demi après, car au commencement de 1897 j'ai eu de bonnes nouvelles de lui) non seulement débarrassés tout à fait de leurs souffrances dans l'estomac, mais encore la tumeur constatée avant et pendant l'opération, dans un cas ne pouvait plus être trouvée, dans l'autre pouvait à peine l'être. (*Arch. f. klin. Ch.*, Bd. 54, 1897.)

Obs. V. — Eiselsberg. *Arch. f. klin. Chir.*, 1897 (Cas III).

Femme, 49 ans. Depuis sept ans douleurs d'estomac; 3 fois hématémèses graves. Dans la suite la malade dut s'astreindre à de grandes précautions; elle pouvait supporter seulement des aliments liquides et en petite quantité. Chaque faute de régime provoquait les douleurs de l'estomac les plus vives et des vomissements. Par des lavages réguliers (la malade les faisait elle-même jusqu'à trois fois par jour) cet état était rendu à peu près supportable. Dans les derniers temps, symptômes typiques de sténose : la malade a perdu 30 kilogr.

Tumeur résistante, mobile, de la région du pylore, du volume d'un œuf de pigeon. Estomac fortement dilaté : contient de l'acide chlorhydrique.

Date de l'opération, le 7 juin 1896.

Estomac fortement dilaté. Pylore transformé en une tumeur dure, circulaire, qui se montre lisse et brillante à la surface. En arrière adhérences au pancréas. Apparemment sténose cicatricielle.

Section de l'estomac près de la tumeur. Occlusion des deux surfaces de section. Gastro-entérostomie anté-colique antérieure. Suture de la paroi à trois étages. Pas de fièvre. Réunion par première intention.

Suite dérangée par une escharre au sacrum, très bonne néanmoins. Pas de douleur après le repas. Après une semaine part guérie. Après 3 mois et demi, excellent état. La malade mange de tout, ne souffre pas, et a augmenté de 13 kilogr.

Fin de l'année : la malade est tout à fait bien et heureuse de la durée de sa guérison.

Tel est le bilan de l'exclusion du pylore : 5 observations; deux fois elle fut imposée à Doyen par les circonstances, trois fois v. Eiselsberg la fit de propos délibéré.

Dans tous ces cas il s'agit d'une exclusion unilatérale; jamais on n'a pratiqué d'exclusion bilatérale. Selon l'expression de Doyen on réduit par la fermeture du pylore la portion duodéno-jéjunale située au-dessus de la bouche intestinale à une sorte de prolongement des canaux pancréatique et cholédoque.

On constatera que tandis que l'exclusion unilatérale n'a jamais été pratiquée sur l'intestin, l'exclusion bilatérale ne l'a jamais été sur le pylore. Néanmoins Wölfler (1) en prévoit l'application : « Par analogie avec l'exclusion bilatérale de l'intestin, l'isolement bilatéral du pylore peut être le seul expédient opératoire possible dans certaines circonstances, spécialement dans les cas d'ulcérations étendues du pylore avec perforations à l'extérieur et adhérence du pylore avec organes voisins. »

(1) WÖLFLER. *Loc. cit.*

Manuel opératoire.

L'exclusion unilatérale du pylore, la seule qui ait été faite jusqu'ici comporte deux temps distincts : 1° la section transversale de l'estomac suivie de l'occlusion respective et définitive des deux orifices; 2° le rétablissement de la continuité du tube digestif par une gastro-entérostomie.

La section doit-elle précéder la gastro-entérostomie ou être faite après? En général, il n'y a que des avantages à procéder d'abord à la section; la nouvelle bouche anastomotique est plus facilement pratiquée au bon endroit sur le nouvel estomac; les manœuvres nécessaires pour l'incision de l'estomac risqueraient peut-être de tirailler les sutures de la gastro-entérostomie préalablement faite. Nous verrons plus loin que l'ordre de ces deux temps dépend surtout du mode de gastro-entérostomie mis en œuvre. Nous nous occuperons d'abord de l'incision de l'estomac et de la suture de ses deux bouts.

Le manuel opératoire employé dans ces trois cas par v. Eiselsberg a été le suivant :

« Après libération de la grande et de la petite courbure de l'estomac vers l'extrémité proximale de la tumeur du pylore, je plaçai une grande compresse sur l'estomac et celui-ci fut aussi bien que possible comprimé par les mains d'un assistant entre l'index et le médius de chaque main. Ensuite incision du bout proximal à 2 centim. de la tumeur, de la petite à la grande courbure. A mesure que les tuniques de l'estomac étaient tranchées, les deux incisions, placées l'une du côté du pylore et l'autre du côté du cardia, étaient aussitôt invaginées par une suture continue de la muqueuse et par une suture à points séparés de la séro-musculaire disposée par-dessus la première suture. On put ainsi éviter toute issue du suc gastrique dans la cavité abdominale; la compresse seulement était un peu souillée. Finalement l'estomac fut tranché vers le bout proximal de la tumeur et chaque tranche renforcée par un nouveau plan de suture. »

Il suffit de lire cette description pour comprendre comment une simple gastro-entérostomie combinée à l'incision de l'estomac a pu durer de 1 heure un quart à 1 heure et demie entre les mains d'Eiselsberg; on se rendra compte également pourquoi tous les auteurs, Czerny (1) entre autres, qui ont eu l'occasion de se prononcer sur l'exclusion du pylore ont reproché sa longueur à cette opération. Nous avons pensé que l'exclusion était réalisable par des procédés plus rapides, entre autres par l'incision en un temps entre quatre pinces de Doyen, telle qu'elle est pratiquée par nombre de chirurgiens dans la résection du pylore. Dans le but de régler un manuel opératoire plus rapide et méthodique, nous avons entrepris avec notre collègue et ami U. Guinard, une série d'expériences sur des chiens dans le laboratoire de M. le professeur Dastre, à la Sorbonne. Voici le mode d'incision et de suture que nous avons adopté.

Après avoir attiré en dehors de l'abdomen la portion de

(1) CZERNY. Congrès de Moscou, 1897. *Berliner klinisch. Wochenschrift* XXXIV, 34, 35, 36, 1897.

l'estomac sur laquelle doit porter la section, nous plaçons du côté du pylore, à bonne distance de la tumeur, deux grandes pinces de Doyen à mors élastiques, l'une embrassant la grande courbure, l'autre la petite, et placées de telle sorte que l'extrémité libre de l'une dépasse l'extrémité libre de l'autre, et que les parois de l'estomac soient bien étalées.

Pour placer les pinces, deux orifices sont faits avec la sonde cannelée, l'un dans un espace avasculaire du grand épiploon, l'autre dans un espace avasculaire du petit, sans léser aucun vaisseau.

A 7 ou 8 centim. de ces pinces, du côté du cardia, deux nouvelles pinces de Doyen sont posées de la même façon sur les parois de l'estomac ; mais avant de les serrer le contenu gastrique est refoulé par expression à travers les parois, en dehors de la portion gastrique qu'elles circonscrivent. Les pinces étant en place, sur la grande et la petite courbure, à égale distance de chaque paire de pinces, nous posons une double ligature sur chacune des deux coronaires ; entre les deux ligatures, chacune de ces artères est coupée; puis après avoir plus largement effondré à leur niveau les deux épiploons, nous plaçons une compresse suffisamment épaisse derrière l'estomac, là où va passer l'incision. Cette incision est faite de la grande à la petite courbure, aux ciseaux, d'un seul coup. La muqueuse de chacune des tranches est essuyée soigneusement avec un tampon stérilisé. L'une des tranches est enveloppée dans une compresse stérilisée pendant que l'autre est oblitérée ; les pinces très longues empêchent la tranche dont on ne s'occupe pas de fuir dans l'abdomen. Pour l'occlusion nous

nous servons de la suture continue à points renforcés de Doyen ou suture spiroïde segmentée de Defontaine; nous faisons deux plans (Kocher), l'un comprenant toutes les tuniques, muqueuse, musculaire, séreuse des deux parois à rapprocher, l'autre séro-musculaire ; le premier plan est le plan solide, résistant à toute épreuve, assurant par lui seul l'étanchéité de la réunion, lorsqu'il est bien fait (Doyen) ; le second est un plan d'enfouissement solide aussi sans doute et qui doit prendre toutes les tuniques, la muqueuse exceptée, mais dont le but principal est d'empêcher l'inoculation péritonéale par les points perforants de la première suture. Les points doivent donc être assez rapprochés. Pour la suture qui comprend tous les plans, il y aura également un sérieux avantage à rapprocher les points et à les serrer solidement; en prenant ces précautions on obtient par le fait même de la suture une hémostase à peu près parfaite de la tranche stomacale et surtout on évite les infiltrations sanguines dans la sous-muqueuse.

La suture continue est rapide, surtout quand on fait usage de pinces qui étalent la paroi gastrique et présentent la tranche toute prête à être cousue. Entrecoupé, le surjet a tous les avantages de la suture à points séparés. L'expérience enfin a démontré qu'avec ce mode de suture deux plans sont largement suffisants.

Le premier plan exécuté, les pinces de Doyen qui ont fait l'occlusion temporaire sont retirées pour permettre l'invagination à l'intérieur de la cavité gastrique du premier plan et l'exécution du second au-dessus de lui ; les petits pédicules vasculaires de chacune des courbures sont en même temps enfouis par cette deuxième suture.

Le bout ainsi fermé est enveloppé d'une compresse stérilisée pendant que l'on procède sur l'autre bout de la même façon que sur le premier.

L'incision avec double occlusion ainsi méthodiquement pratiquée demande infiniment moins de temps que la gastro-entérostomie; cette dernière se pratiquant en vingt minutes environ, nous sommes au total loin de l'heure et quart ou de l'heure et demie qu'a mis v. Eiselsberg à pratiquer la même opération.

Une méthode inaugurée par Doyen (1) permet de réaliser plus rapidement encore l'incision de l'estomac et en même temps la double occlusion. Bien que ce chirurgien ne l'ait employée que pour la résection de l'estomac, il est manifeste qu'elle peut s'appliquer à l'exclusion et à bien d'autres opérations encore sur le tube digestif.

Après avoir disposé ses pinces à mors élastiques de la façon que nous avons décrite plus haut, façon qui depuis longtemps est la sienne, Doyen effondre le grand et le petit épiploon et, à l'aide de sa pince spéciale, procède à l'écrasement linéaire transversal des parois de l'estomac, et cela sur toute leur hauteur. L'écrasement doit être fait avec certaines précautions; il doit être lent; on ne doit développer qu'une pression modérée. Il s'agit en effet de détruire les tuniques musculaire et muqueuse tout en sauvegardant l'intégrité de la séreuse. La partie des parois ainsi traitée prend un aspect transparent, et n'offre plus que l'épaisseur des deux tuniques séreuses accolées. Il n'y a plus qu'à la couper entre deux ligatures. Pour cela, à

(1) Doyen. *Congrès français de chirurgie*, 1897. *Académie de médecine*, 1898.

mesure qu'un aide desserre les pinces à mors élastiques pour faciliter le froncement des tuniques gastriques saines, l'opérateur serre les fils à ligature, les noue et fait la section entre les deux. On procède ensuite à l'enfouissement de chacun des deux petits moignons séreux sous une double suture en bourse. Le premier temps de l'opération est terminé.

Doyen qui, à plusieurs reprises depuis un an environ, a préconisé son procédé d'écrasement, n'a jamais eu qu'à se féliciter de ses résultats aussi bien en chirurgie gastrique qu'en chirurgie intestinale. Mais il semble que le succès de la méthode soit lié à deux conditions, l'écrasement préalable et une double suture séro-séreuse d'enfouissement.

En effet dans les expériences dont nous parlons plus haut et que nous avons pratiquées sur le chien, nous avons tenté de couper l'estomac entre deux simples ligatures, faites avec un fil solide et bien serré. Le résultat a été déplorable sur le chien dont l'estomac normal offre un calibre fort réduit et des parois très épaisses. En raison de l'épaisseur des tuniques, le fil glissait ; à cause du calibre trop faible, l'enfouissement du moignon volumineux fut absolument impossible. Nous nous demandons s'il en serait de même sur l'estomac de l'homme qui, en cas de sténose pylorique, présente le plus souvent de la dilatation et de l'amincissement de ses tuniques. Cet essai n'est pas à faire puisque Doyen a trouvé mieux.

Par contre, rien n'est plus simple que de couper l'intestin entre deux ligatures et d'invaginer les moignons après résection de la muqueuse. Sur un chien nous pûmes sans aucune difficulté mener à bien l'opération dans un cas d'exclusion unilatérale de l'intestin ; le moignon fut enfoui sous une seule suture séro-musculaire continue que nous avions estimée solide. Le chien mourut de péritonite deux jours après. A l'autopsie nous trouvâmes du sang et des matières stercorales dans la cavité abdominale : le bout de l'intestin fermé ainsi que nous l'avons dit s'était ouvert : toutes les sutures avaient lâché. Il n'en a jamais été ainsi quand dans des expériences semblables nous avons employé la suture méthodique à deux plans après section entre deux pinces.

De ces procédés nous devons rapprocher celui que Kummer (1) a réglé sur le chien et que Kocher (2) a appliqué sur l'homme avec succès, le *procédé sous-muqueux*. Sans doute il n'a pas été imaginé dans le but de raccourcir la durée de l'opération ; il permet simplement de réaliser l'occlusion de l'estomac sans ouvrir la cavité gastrique. Voici la description de Kummer :

« On incise sur l'estomac du chien le péritoine et la couche rouge musculaire jusqu'à ce que l'on arrive sur une membrane blanchâtre qui est la sous-muqueuse. Péritoine et couche musculaire peuvent être séparés facilement de la sous-muqueuse comme des lèvres circulaires, sans que celle-ci soit blessée. Une fois qu'en avant et en arrière de la partie à sectionner, la sous-muqueuse a été découverte dans une étendue suffisante, le boudin muqueux ainsi obtenu est lié à droite et à gauche par une double ligature et coupé entre les deux. Ainsi se trouve éliminé un segment de l'estomac, sans que la cavité gastrique ait été ouverte. Fermeture des deux bouts de l'estomac séparément. Gastro-entérostomie. »

(1) KUMMER. *Archiv. f. klin. Chir.*, 1891, XLII, p. 534. — 2e séance du *XXe congrès de la Soc. all. de ch.* Berlin, 1891.

(2) KOCHER. *Id.*, p. 535.

Kocher après avoir employé et vanté le procédé sous-muqueux dans plusieurs résections de l'estomac l'a abandonné.

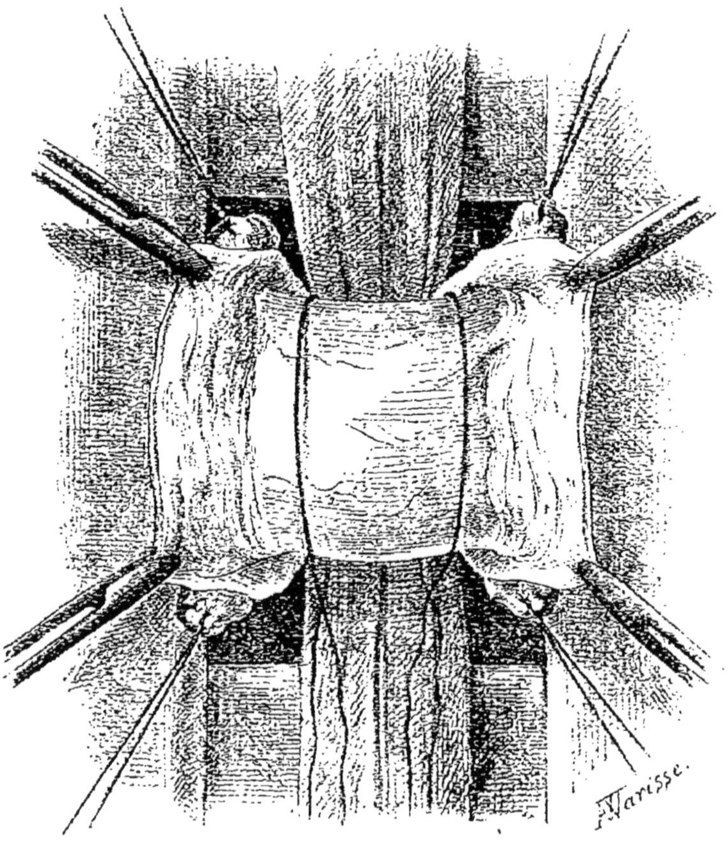

Fig. 2. — Procédé sous-muqueux de Kummer. Un segment de l'estomac a été attiré hors de la cavité abdominale. Ses tuniques séreuse et musculaire ont été circulairement incisées, décollées de la sous-muqueuse et de la muqueuse de chaque côté. Au-dessus du boyau muqueux on a mis en place deux fils qui seront noués solidement et isolément ; une compresse a également été glissée au-dessous de l'estomac pour éviter toute inoculation des parties sous-jacentes au moment de la section de la muqueuse entre les deux ligatures. Les artères coronaires ont été coupées chacune entre deux ligatures ; la figure montre les quatre pédicules vasculaires.

Ce procédé suppose en effet au contenu de l'estomac,

une nocuité particulière qu'il n'a pas : quelle que soit d'ailleurs la septicité de ce contenu, nous pouvons facilement par l'emploi des pinces et des compresses nous mettre à l'abri de son irruption ou parer aux dangers de son écoulement accidentel. Sous le couvert des précautions que nous avons indiquées, nous ne craignons plus l'ouverture même large de l'estomac.

Nous répéterons que, jusqu'à plus ample informé, c'est la section aux ciseaux, entre des pinces, suivie d'une suture solide et cent fois éprouvée, que nous préférons parmi tous ces procédés.

Pour assurer le succès, quel que soit le procédé choisi, certaines conditions sont indispensables à remplir.

L'opération doit être faite en bon tissu; des sutures pratiquées sur des parois cancéreuses ou infiltrées sont condamnées à couper ces tissus friables ou peu résistants au sphacèle. On s'éloignera du pylore autant qu'il le faudra pour trouver des parois saines, sans considération pour le volume de la portion d'estomac à conserver; de nombreux auteurs en pratiquant des résections très étendues, Schlatter entre autres, en faisant récemment l'extirpation totale, nous ont montré que l'estomac n'est pas un organe indispensable à la vie.

En tout état de cause, il y a toujours avantage à pratiquer la section à bonne distanee du pylore.

L'opération devant en règle générale, autant pour la commodité du chirurgien que pour la sécurité du malade, être faite en dehors de la cavité abdominale, il faut s'adresser à une portion de l'estomac qui se laisse facilement attirer à l'extérieur. En cas d'adhérences du pylore aux organes du voisinage et surtout à la paroi postérieure de l'abdomen par l'intermédiaire du pancréas ou des ganglions dégénérés, il faudra souvent remonter assez haut du côté du cardia.

De plus, en sectionnant l'estomac trop près d'un antre pylorique à parois épaissies, infiltrées, inextensibles, on s'exposerait à rencontrer des difficultés insurmontables au moment de l'enfouissement de la tranche suturée, quelquefois fort épaisse elle-même. Les mêmes difficultés peuvent se montrer quand l'on a affaire à un estomac rétracté.

Un dernier point est à considérer. V. Eiselsberg semble chez ses opérés avoir assez largement détaché les insertions épiploïques des bouts à invaginer. Il nous paraît important, et Kusmik a insisté à ce sujet, de ne pas procéder à des dénudations trop étendues qui ne peuvent que nuire à la nutrition des parois suturées et par suite à la solidité de l'occlusion. Le détachement des insertions épiploïques est d'ailleurs parfaitement superflu ; il suffit de couper les artères coronaires entre deux ligatures sur le trajet de la section des parois ; aucune dénudation ne s'impose.

L'établissement d'une gastro-entérostomie constitue le deuxième temps de l'exclusion du pylore.

Jusqu'à présent c'est à la gastro-jéjunostomie antérieure que l'on a eu recours. C'est également ce mode de gastro-entéro-anastomose que nous avons employé dans nos expériences sur le chien.

A ce propos nous désirons décrire ici le manuel opératoire de l'exclusion du pylore tel que nous ont permis de le régler ces expériences.

La paroi abdominale ayant été convenablement recouverte

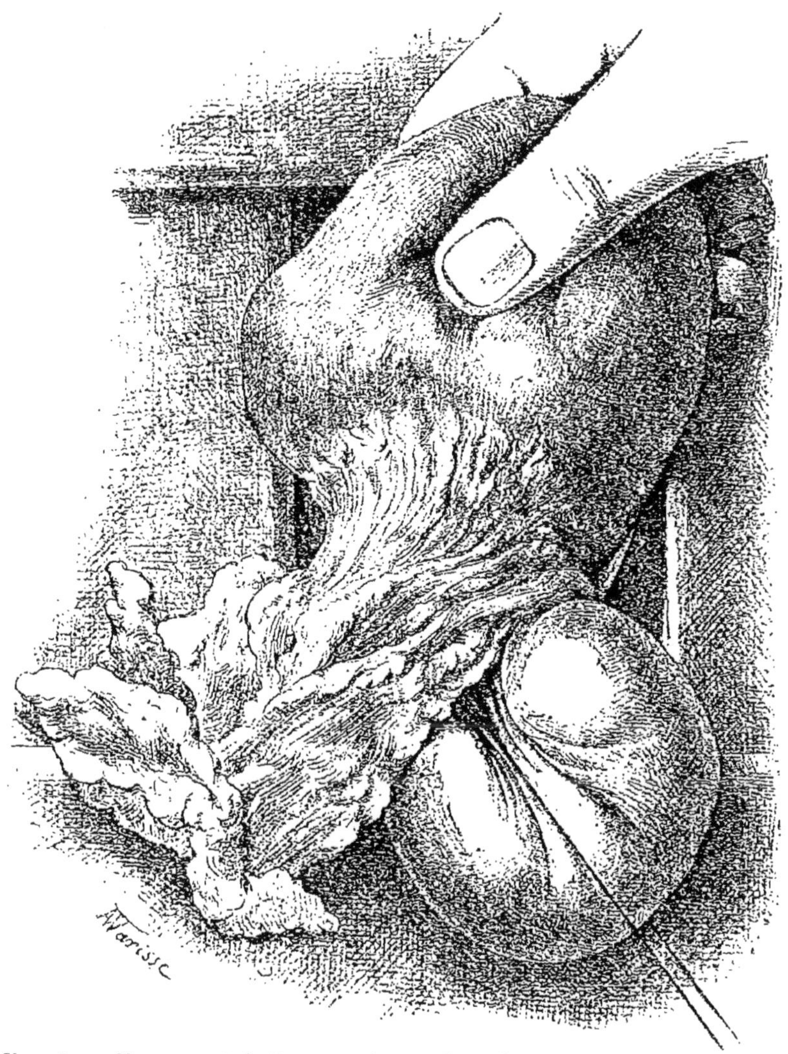

FIG. 3. — Un segment de l'estomac, le grand épiploon et l'anse jéjunale convenablement orientée sont attirés hors de l'abdomen.

de compresses stérilisées, nous menons une incision de 10 à 15 centimètres sur la ligne médiane entre l'appendice xiphoïde et l'ombilic ; les lèvres de la plaie sont immédiatement recouvertes de compresses aseptiques qui restent en place jusqu'au moment des sutures. Après exploration du pylore, nous amenons dans la plaie un segment de l'estomac choisi avec les précautions que nous venons d'indiquer. En même temps que l'estomac, nous amenons en dehors de la cavité abdominale le grand épiploon, qui par sa présence nous avait à maintes reprises gêné dans l'établissement de la gastro-entérostomie. Enfin nous choisissons tout de suite l'anse jéjunale à anastomoser avec la paroi antérieure de l'estomac et l'orientons convenablement après l'avoir attirée dans la plaie. Ces différents organes étant réunis en une sorte de paquet en dehors de la cavité abdominale, nous garnissons soigneusement tout autour d'eux la cavité péritonéale avec de la gaze blanche aseptique, chaude et humide, de telle sorte qu'ils émergent seuls au-dessus de la gaze et que les autres organes abdominaux soient complètement protégés et n'apparaissent à aucun moment de l'opération. Le grand épiploon est disposé sur une compresse spéciale en bas et à droite de la plaie, pendant que l'anse jéjunale toute prête pour l'anastomose est de même disposée à gauche et en bas ; un fil passé dans le mésentère de l'anse et repéré par une pince empêche cette anse de rentrer dans l'abdomen ou de se déplacer. L'anse et l'épiploon étant recouverts d'une compresse jusqu'au moment où on aura à s'occuper d'eux, nous pratiquons la section de l'estomac et l'occlusion de ses deux bouts de la façon que nous avons décrite plus haut. L'épiploon est ensuite découvert, après toilette soigneuse mais aseptique des lignes de sutures et de leurs environs ; par la brèche qui existe entre les deux bouts fermés de l'estomac nous

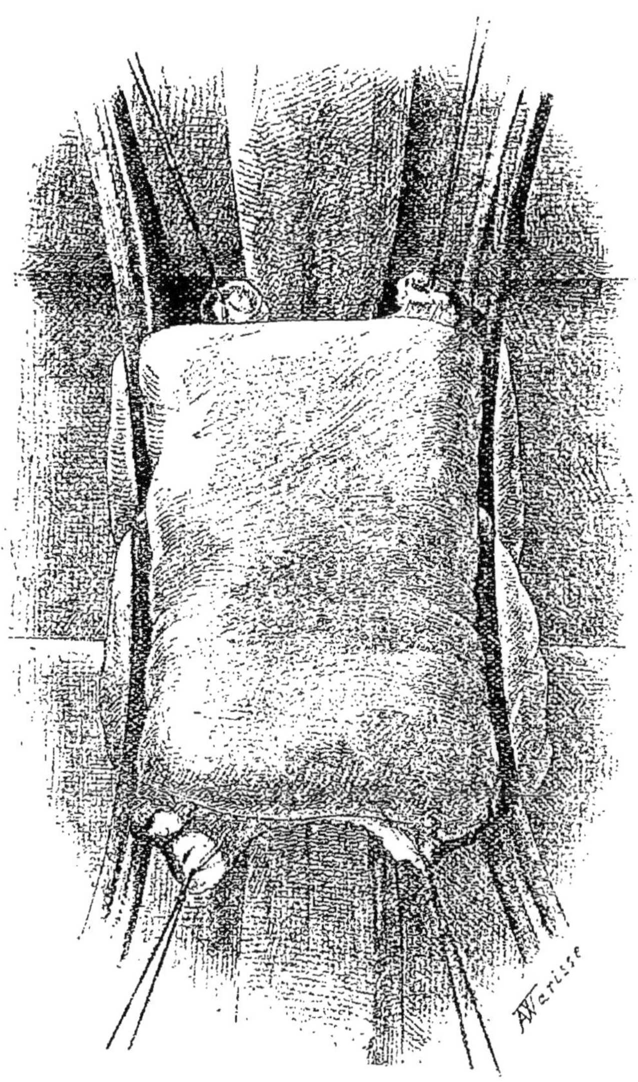

FIG. 4. — Segment de l'estomac tout prêt à être sectionné de bas en haut, entre quatre pinces de Doyen, au-dessus d'une compresse. Quatre pédicules vasculaires résultant de la section de chacune des deux coronaires entre deux ligatures. Le pédicule supérieur droit est en partie caché, la coronaire à ce niveau étant située plus sur la face postérieure de l'estomac que sur sa petite courbure. Le grand épiploon et l'anse jéjunale ont été recouverts par une compresse qui les cache.

rejetons le grand épiploon dans l'arrière-cavité, imitant en cela la pratique bien connue de Doyen dans la gastro-entérostomie.

Cependant au lieu d'abandonner complètement l'épiploon dans l'arrière-cavité, nous en retenons une certaine partie que nous étalons et appliquons par quelques points de suture au-devant de la brèche faite dans l'estomac ; cette sorte de rideau épiploïque est fixé en haut sur l'épiploon gastro-hépatique, de chaque côté sur le bord ou la face antérieure des moignons gastriques et en bas sur le ligament gastro-colique. L'arrière-cavité se trouve ainsi de nouveau complètement close en avant.

Nous ne savons jusqu'à quel point est légitime cette précaution ; les cas d'exclusion sont trop peu nombreux pour que l'on puisse affirmer d'ores et déjà que jamais l'intestin ne viendra s'étrangler par cet orifice dans l'arrière-cavité : sans doute on a pratiqué beaucoup plus souvent une opération qui se rapproche par plus d'un point de l'exclusion du pylore, nous voulons parler de la pylorectomie par le procédé de Billroth, deuxième manière. L'étranglement n'a jamais été observé comme conséquence de cette opération. Mais entre la pylorectomie par le procédé de Billroth et l'exclusion du pylore, il y a une différence qui ne nous semble pas négligeable ; dans la première de ces opérations, l'extirpation du pylore crée une ouverture considérable dans la paroi antérieure de l'arrière-cavité et l'on conçoit qu'un orifice aussi large soit peu propre à provoquer un étranglement ; dans la seconde au contraire, l'orifice est étroit, ses angles supérieur et inférieur taillés l'un dans l'épiploon gastro-hépatique, l'autre dans le ligament gastro-colique, présentent des bords séreux minces, tranchants. On connaît les dangers des orifices séreux au point de vue de l'étranglement. Sans parler des étranglements dans des orifices séreux normaux (fossettes, etc.), nous rappellerons que l'on a observé plusieurs fois des étranglements intestinaux dans l'arrière-cavité des épiploons, par suite du passage d'anses intestinales au travers d'un orifice artificiel fait dans le méso-côlon pour pratiquer la gastro-entérostomie rétrocolique antérieure ou postérieure et qu'on avait négligé d'oblitérer convenablement. R. von Baracz (1) rapporte (1897) que sur 15 chiens sur lesquels il avait expérimenté l'exclusion de l'intestin, 5 moururent d'étranglement interne produit par le glissement d'une anse intestinale voisine dans l'ouverture du mésentère non suturé. Ces exemples sont faits pour conseiller la prudence; c'est d'ailleurs aujourd'hui une règle en chirurgie abdominale de fermer aussitôt tout orifice artificiel pratiqué dans les épiploons, le mésentère, sur la séreuse péritonéale en général. Il vaut mieux ne pas compter sur la nature, qui, à ce point de vue, fait souvent mal les choses et permet trop fréquemment la production d'un étranglement là où on l'attend le moins.

Sans doute on arriverait plus simplement au même résultat en fixant l'un à l'autre les deux moignons oblitérés de l'estomac et en mettant un ou deux points de suture sur chaque ligament gastrique. M. Quénu (2) avait conseillé cette pratique à la suite de la pylorectomie avec gastro-entérostomie dans le but de consolider l'occlusion des

(1) Von Baracz. *Congrès de Moscou, loc. cit.*
(2) Quénu. *Revue de Chirurgie*, 1895, p. 850.

deux bouts. Mais nous verrons que pour nous, l'un des

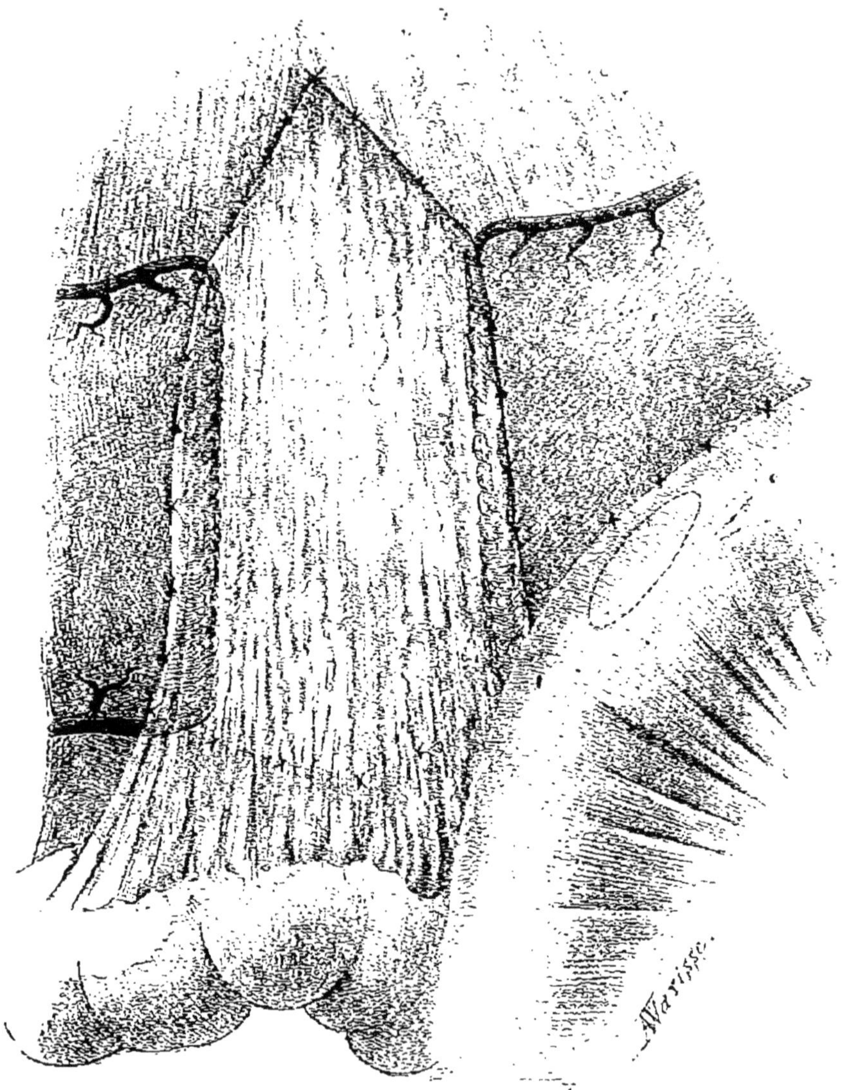

FIG. 5. — Exclusion complètement terminée. L'anse jéjunale anastomosée avec le segment sain de l'estomac est fixée en bonne position par quatre points de suture. Le grand épiploon a été rejeté dans l'arrière-cavité. Une partie du grand épiploon a servi à refermer cette cavité en avant ; elle a été suturée en haut au ligament gastro-hépatique, de chaque côté à la face antérieure des deux moignons gastriques, en bas au ligament gastro-colique.

plus grands avantages de l'exclusion d'un pylore dégénéré et largement adhérent est de rendre sa liberté d'action au segment de l'estomac encore susceptible de fonctionner, de le débarrasser de ces attaches pathologiques qui entravent sa motilité. Ce serait donc aller contre le but que l'on se propose, que de rendre à nouveau le segment libéré solidaire du segment immobilisé. Un simple voile épiploïque au contraire n'établit qu'une continuité toute de surface, que des rapports très lointains entre les deux tronçons de l'estomac.

Au cas où l'on ne croirait pas devoir recourir à l'expédient que nous proposons pour fermer en avant l'arrière-cavité, on se souviendra qu'il vaut mieux, pour la conduite méthodique de l'opération, oblitérer d'abord le bout pylorique dont on n'aura plus à s'occuper, pour ne traiter qu'en second lieu le segment cardiaque que l'on aura ainsi tout de suite en main pour y pratiquer, sans nouvelle recherche, la gastro-entérostomie.

Une fois que nous nous sommes débarrassés du grand épiploon, il ne nous reste plus qu'à découvrir à la place où nous l'avions laissée l'anse jéjunale pour faire l'anastomose. L'ouverture est faite sur la paroi antérieure de la portion saine de l'estomac au point le plus déclive, c'est-à-dire dans l'angle formé par la grande courbure et la suture d'occlusion. Quelques points séparés fixent l'anse en bonne position, oblique en bas et en avant, sur la face antérieure de l'estomac.

L'abdomen est refermé.

Notre collègue U. Guinard a présenté à la séance de la Société de Chirurgie du 23 février 1898 des pièces expérimentales d'exclusion réalisée d'après ce procédé. Dans ce cas cependant nous avions, après avoir rejeté l'épiploon dans l'arrière-cavité par la brèche gastrique, accolé par deux ou trois points de suture les extrémités oblitérées de deux tronçons : il était facile de se rendre compte sur là pièce qu'il s'était établi entre les deux moignons des adhérences résistantes qui rendaient absolument solidaires les deux bouts de l'estomac. Nous répétons que c'est là, à notre avis, une condition très défectueuse pour le bon rétablissement des fonctions du segment sain.

Naturellement tout autre mode de gastro-entérostomie est praticable dans l'exclusion du pylore ; pour ne parler que des procédés rétro-coliques postérieurs, ceux de von Hacker, de Roux, de Doyen, il nous semble qu'en pareil cas il serait préférable de pratiquer d'abord la gastro-entérostomie ainsi que Carle l'a fait pour la résection du pylore. Après l'ouverture de l'estomac la région est, quoi qu'on fasse, plus ou moins infectée ; il vaudrait peut-être mieux éviter de faire entrer cette région en contact avec d'autres anses intestinales, le côlon en particulier, en relevant tout le tablier épiploïque pour pratiquer un orifice dans le méso-côlon. C'est là une opinion toute théorique que nous ne défendrons pas autrement.

De même le bouton de Murphy trouvera là, pour ses partisans, son indication comme dans toute gastro-entérostomie, nous pourrions dire même plus que dans toute gastro-entérostomie. On sait qu'en dehors de quelques opérateurs particulièrement habiles ou spécialement favorisés (Czerny) (1), la plupart des chirurgiens ont constaté

(1) STEUDEL. *Congrès de la Société allemande de chirurgie*, 1898.

que le bouton de Murphy tombe dans l'estomac plus souvent qu'il ne s'élimine par l'intestin. Graff, Kummel, Carle ne croient pas que sa présence dans l'estomac soit l'origine de troubles quelconques : Hahn (1), « boutonniste » peu enthousiaste, il est vrai, pense au contraire que le bouton, libre dans un estomac qui présente un cancer ou un ulcère, est une source de douleurs et peut-être même d'hémorrhagie. En cas d'exclusion du pylore, le bouton tombant dans un segment d'estomac sain, n'encourt plus les mêmes reproches.

Pour nous, la suture reste la méthode de choix, pour la gastro-entérostomie, à la condition, cependant, que le mode de suture lui-même soit judicieusement choisi. Ainsi que nous l'avons déjà dit, pour l'estomac aussi bien que pour l'intestin et pour la gastro-entérostomie en particulier, nous ne connaissons plus qu'une suture, la suture continue segmentée à deux plans. Depuis que M. Hartmann l'a introduite dans la pratique de l'hôpital Bichat, elle a été adoptée par M. le professeur Terrier et nous avons pu voir nos maîtres l'appliquer avec un égal succès à toutes les opérations de chirurgie gastro-intestinale. Nous avons déjà fait ressortir plus haut les mérites de cette suture, rapidité, solidité à toute épreuve, hémostase, étanchéité dès le premier plan de suture. Et nous sommes comme Wold Fick (2), qui a pu aussi apprécier ses avantages, tout disposé à nous étonner que cette suture soit si peu employée. Kocher, Doyen, Krönlein, Zoege, von Manteuffel, Carle, ont vu, en l'adoptant, leur statistique

(1) EUGEN HAHN. *Deutsche medic. Woch.*, 1897, p. 650, 672, 691.
(2) WOLF FICK. *Archiv. f. klin. Chir.*, LIV, 3, p. 528, 1897.

s'améliorer rapidement. Mais, chose curieuse, en ce qui concerne la gastro-entérostomie, bien peu de ces chirurgiens ont cru devoir l'employer; nous ne connaissons, en dehors de Doyen et de l'école de Bichat, que Z. v. Manteuffel qui y ait eu recours à l'étranger. « La méthode de suture employée par Kocher, dit Wold Fick, assistant de Z. v. Manteuffel, fut aussi employée dans une série de gastro-entérostomies et les résultats obtenus dépassèrent les précédents à un tel point que l'emploi exclusif de cette suture sembla indiqué pour les résections. »

Bien que notre sujet ne comporte pas une description détaillée de la gastro-entérostomie, nous croyons faire œuvre utile en donnant ici la description sommaire du procédé de suture que nous avons vu tant de fois appliquer par nos maîtres M. le professeur Terrier et principalement M. Hartmann, sans qu'on ait eu à déplorer un seul accident attribuable aux sutures.

Pendant qu'un aide maintient étroitement en contact les parois gastrique et intestinale à suturer, l'opérateur, muni d'un fil de soie fin, mais auparavant éprouvé au point de vue de sa solidité et monté sur une aiguille de couturière ou mieux sur une aiguille chirurgicale de Kirby Beard, apprécie la partie moyenne de la future anastomose et en ce point commence la suture séro-musculaire postérieure en surjet, arrêté tous les 3 ou 4 points. Dès le premier point le fil est arrêté par un nœud ; le chef non muni de l'aiguille est laissé long et repéré par une pince à forcipressure ; l'autre chef muni de l'aiguille sert à pratiquer la suture séro-musculaire qui est menée de gauche à droite de l'opéré jusqu'au moment où l'on juge ce plan postérieur de protection suffisamment long ; la suture est alors arrêtée par un nœud obtenu en passant l'aiguille sous le fil du point précédent ; l'aiguille et le fil sont recouverts d'une compresse aseptique et laissés en place. La moitié du surjet séro-musculaire postérieur est faite. Pour faire la seconde moitié, l'opérateur, prenant un second fil monté sur une seconde aiguille, commence de droite à gauche de l'opéré un surjet séro-musculaire symétrique par rapport au premier et commençant au point où se trouve le chef repéré par la pince ; dès le premier point, le fil de cette seconde moitié de la suture postérieure est également arrêté et son chef non muni de l'aiguille solidement attaché au chef semblable du premier surjet repéré par la pince. Quand son étendue est jugée suffisante, le surjet est arrêté comme nous l'avons dit et l'aiguille avec le fil mis en réserve. Ainsi se trouve terminée la suture séro-musculaire postérieure réalisée avec un fil continu. C'est à peine si nous avons besoin de dire que la ligne d'affrontement n'est pas directe, mais concave en avant pour embrasser l'anastomose.

A un demi-centimètre ou à 1 centimètre en avant de la suture postérieure on pratique l'incision des tuniques gastrique et intestinale. Pour réaliser une ouverture correcte il vaut mieux pratiquer d'abord avec le bistouri une ponction large qui perfore toutes les tuniques, ensuite faire l'incision de toutes les tuniques aux ciseaux, dont une branche est introduite par l'orifice de la ponction. Au fur et à mesure de l'incision on place sur les bords de la plaie des pinces de Kocher, autant pour faire l'hémostase que pour repérer ces bords. M. le professeur Terrier a tout récemment fait construire un petit modèle de pinces de Kocher très légères et à mors délicats dont l'emploi est particulièrement indiqué pour cet usage. Les deux cavités gastrique et intestinale étant ouvertes, l'opérateur fait la suture circulaire et continue des bords de l'orifice intestinal aux bords correspondants de l'orifice gastrique. Le surjet est commencé à l'extrémité gauche des incisions ; il comprend toute l'épaisseur des tranches gastrique et intestinale ; il est fait d'abord de gauche à droite sur les lèvres postérieures des orifices et segmenté. Comme toujours dès le premier point, il est arrêté par un nœud et on laisse long le chef du fil non muni de l'aiguille. Au fur et à mesure que la suture progresse, un aide retire les pinces ; le fil convenablement serré suffit à l'hémostase. Quand la suture des lèvres postérieures est terminée, on pratique avec le même fil la suture des lèvres antérieures de l'extrémité droite à l'extrémité gauche des incisions; en ce point on retrouve l'autre chef du fil. Les deux chefs sont noués et la suture d'anastomose se trouve terminée, réalisée avec un seul et même fil, sans aucune interruption.

Il ne reste plus qu'à faire un plan séro-musculaire antérieur. Pour cela, on découvre sous la compresse où on les a mis en réserve, l'aiguille et le fil qui ont servi à faire la deuxième moitié du surjet postérieur; à l'aide de ce fil on pratique de gauche à droite une suture séro-musculaire continue jusqu'au point où on rejoint l'extrémité droite du surjet postérieur et le chef du fil qui s'y trouve. Les deux chefs sont noués ensemble et la gastro-entérostomie est terminée.

Soit en résumé, un premier plan circulaire, absolument

continu embrassant toutes les tuniques ; un deuxième plan

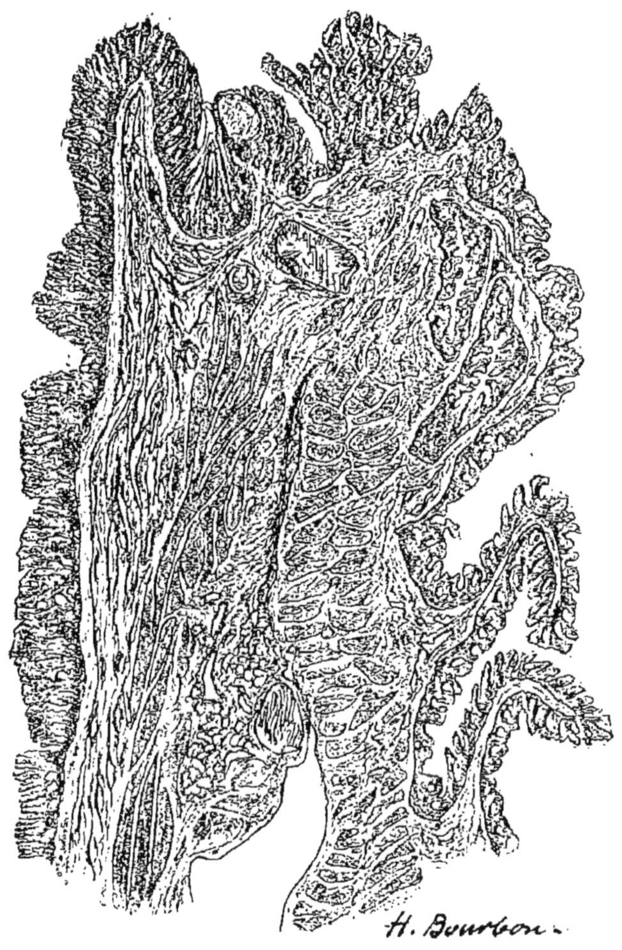

FIG. 6. — Coupe d'une lèvre de l'orifice d'une gastro-entérostomie six mois après l'opération, pratiquée par M. le Dr Hartmann, d'après la méthode que nous avons décrite. La continuité des muqueuses gastrique et intestinale est complète. L'accolement séreux est large ; il y a continuité entre les tuniques musculaires des deux organes. Les fils de soie ont été parfaitement tolérés ; on en voit deux coupés transversalement, l'un à la limite de l'accolement séreux ; l'autre dans l'épaisseur de la tunique musculaire ; autour de ce dernier il y a un peu de tissu conjonctif. (Préparation du Dr H. BOURBON.)

également circulaire et absolument continu, séro-musculaire.

Ce procédé, plus facile à pratiquer qu'à décrire, et aussi vite pratiqué que décrit, donne une sécurité absolue. Il s'appuie sur le principe de la continuité de la suture depuis longtemps préconisé par Rydygier et vivement recommandé par Kocher.

Pour en finir avec les conditions qui nous semblent indispensables au succès de l'exclusion du pylore, nous rappellerons que pour la chirurgie gastrique, qui s'adresse le plus souvent à des gens cachectiques, il est absolument capital de rejeter toute espèce de produits chimiques antiseptiques déjà nuisibles chez les sujets opérés pour d'autres affections abdominales et dont l'état général est bon ; ces produits sont, avec l'hémorrhagie et l'infection, les facteurs essentiels du choc post-opératoire si fréquemment observé autrefois, pendant l'ère antiseptique, après la gastro-entérostomie (Lücke) et les résections de l'estomac (Kocher). Ils sont absolument incapables de prévenir l'infection dont on se préservera par une protection efficace du champ opératoire à l'aide de compresses stérilisées chaudes et humides, par le rejet immédiat de tout instrument qui sera entré en contact avec une muqueuse, par des lavages répétés des mains dans l'eau salée suivis d'un essuyage soigné. Le succès est attaché aux petits soins d'une propreté méticuleuse. Ce serait d'ailleurs une grave erreur de croire que dans l'opération pratiquée avec la plus minutieuse asepsie on n'introduit aucun micro-organisme dans la cavité péritonéale; mais c'en est une plus grande encore que de penser que l'attouchement avec des produits antiseptiques peut remédier à cette inoculation. Ce qu'il faut éviter c'est de créer aux micro-organismes répandus dans le champ opératoire, un terrain favorable à leur développement; dans ce but on tarira à fond tout épanchement de sang ou de sérosité, on s'attachera à conserver au péritoine son revêtement épithélial si bien organisé pour la lutte contre l'infection; on ménagera cet épithélium en lui épargnant le contact avec des compresses trop rudes ou trop sèches qui le détruisent mécaniquement, et avec les produits antiseptiques qui l'altèrent chimiquement et entraînent sa desquamation. Sous le couvert de ces précautions on est souvent surpris de constater avec quelle facilité les gens les plus cachectiques, les moins résistants en apparence supportent des interventions graves et longues.

Si nous n'avons pas parlé du manuel opératoire de l'exclusion totale du pylore, c'est que celle-ci n'a jamais été mise en pratique. En tous cas, rien ne serait plus simple que de réaliser sur un point libre de la première portion du duodénum, la même opération que sur l'estomac.

Indications.

Quand, après l'ouverture de l'abdomen, le chirurgien rencontre un cancer du pylore dont les conditions locales permettent l'extirpation, il doit procéder à la pylorectomie, si l'état général du malade ne contre-indique pas toute opération un peu longue. Cette manière de voir est aujourd'hui universellement adoptée, avec quelques nuances seulement, selon les différents auteurs, en ce qui concerne les conditions requises pour l'extirpation dans les conditions locales et générales. Il ne peut donc être question d'appliquer l'exclusion à ces cas. L'exclusion du pylore ne peut s'adresser, en cas de cancer, qu'à des tumeurs inextirpables.

Pour le traitement de l'ulcère les avis sont plus partagés. Quelques chirurgiens pensent que toute tumeur de l'estomac doit être enlevée, tant que la résection est matériellement possible. D'autres, au contraire, considérant que la résection pour ulcère donne encore une mortalité de 25 p. 100 (Wölfler, 1896), mortalité considérable pour une affection bénigne, conseillent la gastro-entérostomie pure et simple dans tous les cas d'ulcère de l'estomac diagnostiqués. Sans compter, comme nous allons le montrer, que la gastro-entérostomie n'atteint pas toujours le but poursuivi en pareil cas, il faut tenir compte de certaines difficultés de diagnostic, souvent insurmontables, même après la laparotomie, entre le cancer et l'ulcère.

De ces difficultés nous ne pouvons donner une meilleure idée qu'en relevant les exemples suivants : dans deux observations d'exclusion du pylore que nous avons rapportées plus haut, v. Eiselsberg crut exclure un pylore cancéreux ; or non seulement les deux malades étaient bien portants deux ans et deux ans et demi après l'intervention, mais encore la tumeur du creux épigastrique avait dans un cas complètement disparu, et dans l'autre devait être cherchée avec infiniment de soin pour être trouvée. Czerny dans trois cas crut pouvoir, après la laparotomie, porter le diagnostic certain de cancer ; ses trois malades vivaient encore à l'époque du Congrès de Moscou, depuis 59, 54 et 44 mois après l'opération. Il serait aussi facile que superflu de multiplier les exemples. Devant ces difficultés du diagnostic il faut reconnaître que dans la pratique l'exclusion s'adressera le plus souvent à des tumeurs inopérables du pylore, malignes ou bénignes, le plus fréquemment jugées malignes à tort ou à raison par l'opérateur ; les tumeurs mobiles et sans adhérences seront, pour les mêmes raisons, traitées le plus fréquemment par la résection, quelle que soit leur véritable nature.

Nous pouvons néanmoins poser en principe que l'on ne doit pratiquer l'exclusion que dans des cas de cancer inopérable ou dans les cas d'ulcère diagnostiqué, quelles que soient les conditions locales de cet ulcère.

La gastro-entérostomie, remède à tous les maux, doit supprimer à la fois les symptômes de sténose, les douleurs et même certaines formes de gastrorrhagie. En fait elle donne le plus souvent à ces différents points de vue les résultats les plus satisfaisants. Il reste à savoir si elle est toujours suffisante.

Pour ce qui est de la rétention gastrique, une gastro-entérostomie faite selon les règles modernes y remédie toujours d'une façon parfaite. Nous n'avons pas d'ailleurs ici à juger cette opération à ce point de vue.

Ce que la gastro-entérostomie est incapable d'empêcher c'est le contact de la région pylorique malade avec le contenu gastrique ; sans doute elle le diminue dans une large mesure, ordinairement suffisante pour supprimer douleurs, hémorrhagies et infections secondaires, mais les exceptions à cette règle ne sont pas rares.

Il y a longtemps, dit Savariaud dans son excellente thèse, « qu'on a renoncé à comparer au tonneau des Danaïdes », un estomac sur lequel on a pratiqué une gastro-entérostomie. Malgré l'anastomose l'estomac est encore continent et son contenu n'est évacué dans le jéjunum que lorsque la digestion gastrique est achevée. « L'estomac ne se vide que lorsqu'il se contracte et il ne se contracte que lorsque son contenu est digéré. » (Savariaud.) C'est dire qu'il y a séjour des aliments dans l'estomac et par conséquent contact, malgré la gastro-entérostomie, avec le pylore altéré, dès que le niveau du pylore est atteint par la bouillie gastrique. Ce contact est ordinairement prolongé, l'estomac ne se vidant qu'après un temps aussi long, sinon plus long qu'à l'état normal, ainsi qu'il ressort des travaux de tous les auteurs qui ont étudié le fonctionnement de ce nouveau pylore. Il ne faut donc pas s'attendre à ce que dans tous les cas, la gastro-entérostomie fasse disparaître douleurs et hémorrhagies ; il faut peut-être faire entrer ici en ligne de compte le degré de dilatation de l'estomac.

D'ailleurs les douleurs en cas de tumeur pylorique reconnaissent diverses causes. Les unes traduisent simplement la lutte des tuniques gastriques contre un pylore de plus en plus rétréci et se font sentir au moment où l'on voit sous la paroi abdominale amincie se dessiner les mouvements péristaltiques de l'estomac ; certains malades ne souffrent qu'au moment de l'évacuation difficile du contenu gastrique dans le duodénum.

D'autres douleurs, celles-là les plus intenses, résultent de la mise en contact des aliments du suc gastrique hyperacide avec une ulcération de l'antre pylorique. On sait qu'elles sont surtout l'apanage de l'ulcère rond et l'on en connaît les caractères classiques.

Enfin il est permis de penser que la périgastrite qui fait les tumeurs adhérentes, ne va pas sans compression des filets nerveux du voisinage, origine de nouveaux troubles douloureux.

La gastro-entérostomie est toute puissante contre les douleurs liées simplement à la sténose. Son efficacité est moindre contre les autres, ainsi qu'en témoignent les observations suivantes :

Obs. VI. — von Eiselsberg. *Archiv. f. klin. Chir.*, 1897, Bd. 54, p. 580 (Observ. IX).

Homme de 39 ans. Depuis un an perte de l'appétit, depuis quelque temps, troubles gastriques, douleurs après le repas, vomissements. Amélioration par les lavages d'estomac ; puis retour *de douleurs extrêmement violentes*. Amaigrissement notable.

Sur la ligne médiane au-dessus de l'ombilic, on peut trouver une tumeur dure, rugueuse, du volume d'un œuf de poule, vaste dilatation. Pas d'acide chlorhydrique libre dans le contenu gastrique. Poids 43 kilogr.

7 octobre 1896. Incision sur la ligne médiane. On trouve sur la petite courbure dans la région du pylore une tumeur demi-circulaire ; celle-ci est dure et permet le passage du petit doigt par invagination. Elle est mobile, mais il y a un paquet de ganglions augmentés de volume jusqu'à la colonne vertébrale. Gastro-entérostomie anté-colique avec le bouton de Murphy ; suture de renforcement.

Paroi abdominale suturée à 3 étages.

Au début un peu de fièvre qui disparaît les jours suivants. Guérison par première intention.

Le malade se rétablit lentement ; bien qu'il se nourrisse mieux maintenant, *il se plaint encore comme auparavant de douleurs après les repas*. Il part au bout de la semaine dans un état un peu meilleur. Le bouton n'a pas été rendu jusqu'ici.

6 semaines après les douleurs persistent.

Obs. VII. — Mikulicz. *Archiv für klinische Chirurgie*, 1888, Bd. 37, s. 79. (In Marion. Thèse Paris, 1897.)

Le nommé Gaskin, âgé de 40 ans, présente depuis 18 ans des troubles du côté de l'estomac (sensation de faim continuelle, douleurs après chaque repas, renvois). Malgré une cure à Carlsbad pendant huit ans, les troubles s'aggravèrent de plus en plus. Il y a trois ans on constatait déjà une dilatation considérable de l'estomac ; puis apparurent des vomissements noirs. *Les douleurs devinrent tellement vives* que le malade fut obligé de se faire plusieurs fois par jour des injections de morphine. Le malade s'anémiait et dépérissait de plus en plus.

Il se présente à nous le 10 mai 1886 à Cracovie. L'estomac dilaté descend jusqu'à la symphyse ; à la palpation, consistance plus grande au niveau du pylore, où l'on trouve une tumeur dure, immobile, limitée. HCl libre dans le suc gastrique. Les aliments séjournent dans l'estomac.

Pendant quatre semaines on fait des lavages avec de l'acide borique et de l'acide salicylique. Comme le malade déclarait qu'il aimait mieux mourir que de continuer cette existence pénible, et que je croyais à un ulcère ayant déterminé des adhérences du pylore avec les organes voisins, je me décidai à faire une gastro-entérostomie.

Opération, le 11 juin. — Gastro-entérostomie sans accidents. Le pylore présente des adhérences avec le foie et le pancréas. Les parois de la portion pylorique sont fortement épaissies. Durée de l'opération une heure.

Le malade se lève le 1er juillet et quitte Cracovie le 8 juillet ; tous les troubles du côté de l'estomac ont disparu, *excepté les douleurs* et la constipation. Un an après l'opération le malade va bien, seulement *les douleurs ont persisté, et seraient même devenues plus vives dernièrement.*

L'auteur attribue ces coliques à la compression du côlon transverse.

Obs. VIII. — Gross. (In Wilhelm. Th. de Nancy, 1893.)

Le nommé W..., âgé de 35 ans, cordonnier, souffrait de maux d'estomac depuis huit ans ; vomissements alimentaires et bilieux. Durant un mois, le malade dit avoir eu des vomissements noirs. Petit à petit, il éprouva des difficultés pour garder les aliments solides, et bientôt les vomissements se répétèrent à peu près régulièrement une à deux heures après les repas. Entré dans le service de M. le professeur Bernheim, on diagnostique un rétrécissement pylorique consécutif à un ulcère simple cicatrisé. Le malade fut évacué dans le service de M. Heydenreich, suppléé alors par M. le professeur Rohmer, et, le 15 septembre 1892, il subit la pyloroplastie.

On constata, lors de l'opération, un rétrécissement annulaire du pylore, produisant une stricture analogue à celle que produirait un lien circulaire. La lumière du rétrécissement admettait à peu près un petit crayon. On pratiqua une incision de 5 à 6 centim. suivant l'axe du pylore et on réunit transversalement. Le calibre rétabli admettait facilement le pouce. Les suites de l'opération furent simples.

Il n'y eut plus de vomissements pendant quelques jours, puis ils reparurent avec une intensité à peu près égale à celle qui existait auparavant. Deux mois après l'opération, le malade pesait 105 livres (il était vêtu d'un pantalon, d'une chemise et d'un gilet).

L'amaigrissement se reproduisit et le malade pesait avant son entrée au service 51 kilogr. *En même temps, il éprouvait des douleurs très vives au niveau de la région épigastrique, douleurs qui l'obligeaient à se tenir courbé. Ces douleurs survenaient surtout après le repas, et provoquaient de l'insomnie.*

Entré dans le service de M. le professeur Gross, le 22 janvier 1893, le malade est pâle, amaigri, *il accuse des douleurs dans tout l'abdomen, douleurs intermittentes, spontanées, ou consécutives à l'ingestion des aliments.*

A l'inspection, voussure marquée de l'épigastre ; la percussion fait reconnaître une dilatation stomacale. L'estomac descend jusqu'à l'ombilic. Sur la ligne médiane, entre l'appendice xyphoïde et l'ombilic, on voit la cicatrice linéaire d'une incision de 8 centimètres adhérente dans la profondeur. Point de nodosité à la palpation. Le foie, sans déborder les fausses côtes, s'avance cependant sur la ligne médiane au-dessous de l'appendice xiphoïde.

Le malade vomit tous les jours une quantité d'aliments correspondant à peu près au repas qu'il a fait. Constipation habituelle. Selle tous les huit jours; urines rares, volume quotidien : 800 centimètres cubes environ. On prescrit des lavements alimentaires, et, contre la douleur, des injections de morphine.

La pyloroplastie ayant déjà été pratiquée, et suivie de récidive, cette opération ayant sans doute déterminé des adhérences qui rendaient la pylorectomie difficile et dangereuse, M Gross décida de pratiquer la gastro-entérostomie. L'avant-veille de l'opération, on pratiqua des lavages répétés de l'estomac au moyen du tube de Faucher.

Opération, le 18 février 1893. — Nouveau lavage de l'estomacà l'acide borique, antisepsie rigoureuse du champ opératoire. Chloroformisation. On pratique, au niveau de la cicatrice, une incision verticale médiane de 12 centimètres environ et descendant jusqu'à l'ombilic qu'elle intéresse partiellement. Le péritoine pariétal adhérent au tissu cellulo-graisseux sous-jacent et aux aponévroses de la ligne blanche est divisé avec eux. Le bord inférieur du lobe gauche du foie se présente alors au fond de la plaie. Au-dessous de lui, on aperçoit l'estomac que l'on attire à soi. Plus bas, on rencontre le grand épiploon qu'on relève, on expose ainsi le côlon transverse qui est également attiré au dehors, et engageant la main au-dessous de cette portion du gros intestin, M. Gross cherche le jéjunum qu'il trouve sans aucune difficulté au côté gauche de la colonne vertébrale. On l'attire à l'extérieur, on s'assure que c'est bien l'anse jéjunale que l'on tient, puis on pratique une éraillure dans le feuillet méso-colique, à travers laquelle on fait passer l'anse qui est ainsi amenée contre la face postérieure de l'estomac, relevée et confiée aux mains d'un aide.

Opérant au-dessous du côlon relevé, au travers de la perforation du méso-côlon, M. Gross fixe l'une à l'autre les deux parois stomacale et jéjunale sur une longueur de 5 à 6 centim. par 15 points de Lembert. On établit un second plan séro-séreux au-dessous du premier au moyen d'un surjet qu'on arrête environ tous les trois points. On incise alors au-dessous de la ligne de suture et à quelques millimètres d'elle, la paroi stomacale en deux temps : section de la séreuse et de la musculeuse au bistouri ; section de la muqueuse au thermo-cautère, en raison de la congestion intense qu'elle présente. Malgré cela, il est nécessaire de pincer quelques artérioles et de lier une veinule. L'incision de l'intestin, faite d'après le même procédé donne moins de sang. Puis on rapproche les deux bords muqueux et on les réunit par un certain nombre de sutures enchaînées qui assurent en même temps l'hémostase. Les deux autres lèvres des deux incisions sont ensuite amenées en contact et réunies par une série de points muco-muqueux fixant les deux muqueuses dos à dos. L'affrontement ainsi obtenu est complet. On avait fait auparavant deux débridements latéraux pour augmenter la lumière de l'orifice gastro-intestinal. Un surjet d'une vingtaine de points plusieurs fois arrêtés, forme un second plan de sutures au-dessus du premier ; enfin le troisième plan séro-séreux est formé par 16 points de Lembert.

On vérifie la couronne de sutures ainsi établie. On lave à l'eau distillée tiède et on réduit dans l'abdomen le côlon transverse, et le grand épiploon, le jéjunum et l'estomac, en rétablissant autant que possible les rapports normaux des organes. Le bout supérieur de l'intestin anastomosé est situé à droite, le bout inférieur à gauche. La portion du jéjunum suturé a une direction presque parallèle au grand axe de l'estomac.

La main introduite dans l'hypochondre droit sent le pylore dur et rétréci, mais on ne peut constater *de visu* l'état de cet orifice à cause des adhérences qui le retiennent dans la profondeur.

Dernier lavage à l'eau distillée, on ferme l'abdomen par un sujet péritonéal et une série de sutures au crin de Florence. Pansement iodoformé, bandage de flanelle.

Durée de l'opération : 2 heures un quart, pansement compris. Pas de shock.

19 février. *Douleurs au niveau de l'épigastre* ; injections de morphine. Soif vive, calmée au moyen de fragments de glace introduits dans la bouche et que le malade rejette. On donne cinq fois par jour des lavements peptonisés et alcoolisés de 750 grammes. T. 37°,8 ; pouls bon ; quelques gaz sont rendus par l'anus.

Le 20. *Douleurs épigastriques* ; glace et quelques cuillerées de bouillon, cinq lavements. Température normale. L'opéré n'a point vomi depuis l'opération.

Le 22. Un peu de toux et d'expectoration muco-purulente. Le malade prend un peu de bouillon froid. Légère diarrhée provoquée par des lavements répétés. Soif vive, *les douleurs épigastriques persistent avec une certaine intensité.* T. 37°,2.

Le 23. Les douleurs diminuent. Le malade a pris 750 grammes de liquide tant lait que bouillon, et quatre lavements nutritifs.

L'analyse de l'urine fournit une diminution notable de l'urée. L'émission des vingt-quatre heures est de 600 centim. cubes.

Le 25. Le malade prend 600 grammes de bouillon et 300 grammes de lait; *les douleurs s'atténuent progressivement.* — Les urines augmentent de quantité et sont moins chargées en urates. On continue les lavements ; apyrexie.

Le 27. On ouvre le pansement. La réunion paraissant suffisante, on enlève les sutures. On remarque alors que vers la partie moyenne les deux bords de la plaie présentent une certaine tendance à l'écartement. On cherche à les maintenir en contact au moyen d'une série d'agrafes fixées de chaque côté de la plaie de la tarlatane collodionée et rapprochée par un fil de soie antiseptique lacé. Le malade prend un œuf frais.

Le 28. La partie médiane de l'incision est désunie sur une longueur de 4 centim. environ. On voit au fond de la plaie le lobe gauche du foie qui se déplace avec les mouvements respiratoires. On réunit cette plaie au moyen de quatre fils d'argent.

Etant donné l'état de sclérose des téguments, au niveau de l'incision créée hors de la première intervention, l'affrontement superficiel ne peut être obtenu exactement et les bords cutanés sont légèrement renversés en dedans. On réapplique le lacet superficiel et on refait le pansement.

2 mars. Le malade prend deux œufs mélangés au bouillon ; léger suintement au niveau des sutures.

Le 3. Même état. L'opéré prend trois œufs. Même état les jours suivants.

Le 8. Le malade vomit, vers le soir, environ un litre de liquide aqueux. *Il se plaint de temps en temps d'une douleur au niveau du creux épigastrique.*

Le lendemain, vomissements qui se répètent trois fois. *Mêmes douleurs*. On découvre que le malade avait mangé de la pâtisserie en cachette.

Les jours suivants, la malade ne vomit plus. Il suit son régime avec ponctualité, bouillon 650 grammes, deux œufs, café au lait 250 grammes.

Le teint devient meilleur, l'appétit revient, les urines augmentent et l'opéré se porte aussi bien que possible et rien ne semble plus devoir entraver sa prochaine guérison.

Obs. IX. — Bond. *Lancet*, 25 juillet 1896, p. 236. (In Savariaud. Thèse Paris, 1898, p. 127.)

Jeune homme de 25 ans. Souffre depuis 3 ans de dilatation d'estomac avec, de temps en temps, des hématémèses abondantes. Le diagnostic fut : rétrécissement du pylore augmentant graduellement, suite d'un ulcère proche de l'orifice.

Ayant eu dans 2 cas analogues une récidive rapide avec l'opération de Loretta, Bond pratique la gastro-entérostomie à l'aide du bouton de Murphy.

L'amélioration fut rapide. Le malade augmenta rapidement de poids. Il reprit ses forces, *mais se plaignait encore d'une sensation de brûlure dans la région épigastrique*, sensation provenant peut-être d'un ulcère non guéri.

En juillet 1896, les douleurs ont disparu. Il n'a pas rendu le bouton.

Obs. X. — Tuffier. (In Savariaud. Thèse Paris, 1898, p. 128).

Eugène F..., 39 ans, terrassier, entré le 15 juin 1897, à l'hôpital de la Pitié.

Antécédents personnels. — Jamais de maladie dans son enfance. Il y a six ans le malade commença à avoir des vomissements muqueux et biliaires, mais non alimentaires, survenant presque tous les soirs après dîner. Il éprouvait une sensation de brûlure au creux épigastrique. Ni hématémèse, ni melæna. Les vomissements augmentèrent progressivement et, il y a trois ans, ils devinrent alimentaires, survenant quatre ou cinq heures après le repas. Les douleurs devinrent également plus fortes et le malade cessa l'usage de toute boisson spiritueuse, pour se mettre au régime lacté. Mais le lait n'était pas toujours toléré et le malade le rendait caillé tous les quatre ou cinq jours.

Il y a deux ans, le malade fut obligé de quitter son travail, sa faiblesse augmente petit à petit et il maigrit progressivement. Depuis longtemps déjà, il ne peut manger de viande, non qu'il en ait le dégoût, mais il se plaint qu'elle ne peut être digérée. Au mois de mars dernier, il est entré dans le service de M. Merklen, où on lui a lavé l'estomac pendant deux mois sans résultat. Depuis un mois, il a de fortes hématémèses coïncidant avec son entrée dans le service de M. Hayem, où on donnait un litre de lait par jour et des lavements nutritifs. Lavage d'estomac, peu d'amélioration. Le malade rend tous les deux jours plus de 2 litres de liquide chocolat ou marc de café, très fétide. Ces vomissements ne sont pas douloureux. Il a du hoquet, jamais de sang dans les selles.

Examen. — Pas de voussure de l'hypochondre gauche. Peu de dilatation d'estomac. La palpation est surtout douloureuse au niveau du triangle épigastrique, où l'on sent profondément une plaque indurée, se continuant en haut, sous les fausses côtes du côté gauche. L'induration se poursuit jusqu'au pylore, pour s'arrêter à gauche, sur la ligne mamelonnaire.

M. Hayem, qui ne peut plus rien lui faire médicalement, l'envoie à M. Tuffier avec la note suivante : Ulcère calleux ancien cicatrisé ; un moment on a discuté la possibilité d'une néoplasie secondaire greffée sur l'ulcère ancien. Le malade ne s'alimente plus, vomit à peu près tout ce qu'il prend et maigrit d'une façon continue. Il est absolument décidé à se faire opérer.

Opération, le 28 juin 1897. — Incision médiane, allant de la pointe de l'appendice xiphoïde à 4 travers de doigt au-dessus de l'ombilic. On trouve de suite des adhérences entre la face antérieure du foie et de l'estomac d'une part et la paroi abdominale antérieure d'autre part. Ces adhérences sont constituées par quelques brides celluleuses. L'estomac est peu augmenté de volume, dépassant le foie de 3 travers de doigt et d'une épaisseur égale à celle des deux mains. Il est mobile, sauf dans toute la région attenante au foie, qui adhère solidement à la face antérieure de l'organe. On trouve vers la ligne médiane un noyau ou plutôt une plaque indurée, mesurant 3 travers de doigt d'épaisseur, occupant la face antérieure et la petite courbure et se continuant presque dans le foie, rétracté à ce niveau. Cette tumeur ne s'accompagne pas de ganglions et si la vascularisation de l'estomac est riche au niveau de la grande courbure, elle n'est pas augmentée au niveau de la tuméfaction. En revanche, on sent l'aorte battre et faisant peut-être corps avec la plaque indurée. En cherchant la première anse jéjunale on tombe sur l'iléon et on est frappé de l'atrophie et de la rétraction extrême de l'intestin à ce niveau, ce qui le fait abandonner. M. Tuffier recherche et amène la première anse qui présente le volume et les dimensions d'une anse jéjunale normale. La paroi est plus hypertrophiée qu'amincie, et on choisit, peut-être à tort, cette anse, car il est possible que la différence de calibre de l'intestin grêle tienne à une sténose de l'intestin.

Gastro-entérostomie postérieure par le procédé habituel de M. Tuffier. L'estomac, dont l'épaisseur égale celle de la main, contient un liquide noirâtre.

Pas d'incident opératoire. Toutes les sutures à la soie, y compris la paroi abdominale. Pansement aseptique.

Remarque. — Ce qu'il est intéressant de retenir après cette exploration chirurgicale c'est : 1° l'aspect saillant et lisse de la masse ; 2° l'absence de riche vascularisation ; 3° l'absence de ganglions.

Suites opératoires. — Le 30. Le malade va très bien. Pas de vomissements.

1er et 2 juillet. Rien à signaler.

Le 3. Un œuf. Pas de vomissements.

Le 4. Le malade s'alimente.

Le 6. On enlève les fils, cicatrice parfaite. Peu d'appétit. Il a mangé à midi un peu de viande hachée dans du bouillon et puis un litre de lait dans la journée. Pas de selles. Insomnie.

Le 7. État excellent. Bonne nuit, pas de selle.

Le 8. Trois quarts de litre de lait. Lavement, évacuation. Température normale. Peu dormi à cause de violentes coliques ayant débuté à 6 heures du soir, jusqu'à 4 heures du matin. De minuit au petit jour, douleurs atroces avec ballonnement du ventre.

Le matin, presque plus de mal au ventre. Température normale.

Le 9. Lait et bouillon sans grand appétit. Pas de selles.

Le 17. Exeat. Il retourne chez M. Hayem, n'ayant jamais vomi depuis son opération.

27 janvier. Le malade nous écrit que, depuis sa sortie de l'hôpital, il a rendu 4 fois de la bile et des aliments mélangés ; chaque fois, la valeur d'un litre et demi ; mais plus de liquide couleur de chocolat ni de sang. Il mange bien, a *encore des étouffements, et quelques crises douloureuses.*

Nous pensons que ces quelques exemples suffisent ; il n'est pas douteux que des recherches plus étendues, sur des malades observés pendant longtemps, en fourniraient bien d'autres. V. Eiselsberg à lui seul avant de pratiquer sa première exclusion avait observé déjà deux fois la persistance des douleurs chez deux de ses malades opérés de gastro-entérostomie ; il s'expliqua cette persistance des phénomènes douloureux par la persistance du contact du contenu gastrique avec l'ulcération et tira de là une première indication à l'exclusion. C'est en effet à l'exclusion du pylore qu'il faut recourir pour supprimer d'une façon définitive tout contact douloureux ; c'est à l'exclusion qu'il faut recourir toutes les fois qu'on observe chez un malade des douleurs violentes, surtout lorsque ces douleurs suivent l'ingestion d'aliments solides ou liquides et persistent jusqu'aux vomissements qui rejettent les matières irritantes ; on peut être certain qu'elles traduisent la présence d'une ulcération particulièrement irritable du pylore que la simple gastro-entérostomie ne protègera que très inefficacement. V. Eiselsberg dans le cas que nous rapportons en tête des observations précédentes, s'abstint de pratiquer l'exclusion malgré les douleurs qui étaient « extrêmement violentes » et il s'en repent amèrement ; il parle même de pratiquer l'exclusion secondairement.

Si la mise au repos de la région ulcérée est la première condition pour obtenir la cessation des hémorrhagies chroniques, il n'est pas douteux qu'à la gastro-entérostomie, il faut préférer l'exclusion. Savariaud a parfaitement montré que la prétendue mise au repos de l'estomac par la gastro-entéro-anastomose est souvent illusoire. Il n'est pas douteux cependant que cette simple opération a déjà amené nombre de fois la guérison. Mais quand, à l'exemple de Savariaud, on recherche si son action est prompte et sûre, on arrive à cette conclusion que cette action n'est ni prompte ni sûre : « Les cas ne sont pas rares, dit Savariaud, où après la gastro-entérostomie, les malades ont continué à vomir du sang comme avant l'opération ; c'est ainsi qu'un des opérés de M. Tuffier continua à vomir un liquide noirâtre jusqu'à sa mort qui survint le 7e jour. Un malade de Roux qui avait des hématémèses, quelque temps avant l'opération, vomit du sang le soir de son opération, de même le surlendemain.

Par conséquent, on voit que l'arrêt des hémorrhagies par la gastro-entérostomie n'est pas aussi rapide qu'on veut bien le dire. »

OBS. XI. — ROUX. (Observation XXXI. De la gastro-entérostomie. *Revue de Gynécologie*, etc., n° 1, 1897, p. 112.)

Jules-Cyprien Cl..., 33 ans, reçoit, en février 1894, un violent choc sur la cuisse, qui le cloue au lit pour six semaines. Deux semaines après cet accident, début brusque de violentes douleurs d'estomac, avec vomissements alimentaires, malgré la diète. Le 27 juin 1893, forte hématémèse (1 litre). En juillet et septembre 1894, même accident; il maigrit, perd les forces. Travail impossible. Le 13 mars 1895, il pèse 60 kilogr. 400; forte réaction HCl, très faible d'acide lactique; le 6 avril suivant, HCl, très faible, poids 59 kilogr. 600; le 11 mai, 58 kilogr. *Le malade continue à rejeter une fois un peu de sang et se cachectise.*

Opération le 16 mai 1895. — On trouve près du pylore, sur la petite courbure, une tumeur discoïde à centre creux, permettant l'introduction de la pulpe de deux doigts, à bords très surélevés, moins durs. La base de cet ulcère beaucoup plus mince, mais beaucoup plus dure. On admet la dégénérescence carcinomateuse d'un vieil ulcère et fait l'implantation, vu l'état misérable du malade, qui n'aurait pas supporté la résection de presque toute la petite courbure de l'estomac. Implantation; en ouvrant l'estomac, on le trouve plein de caillots sanguins, qu'on évacue. Transfusion. La muqueuse stomacale saigne facilement.

Vomit du sang vers le soir; de même le lendemain. Très abattu; il prend du poulet aux pommes seulement le 22 mai. Exéat le 5 juin, très amélioré. Il vient se montrer le 3 août : 63 kilogr. 200. Bonne mine; pas d'HCl. Mort le 12 octobre 1896.

OBS. XII. — TUFFIER. (In MARION. Thèse Paris, 1897.)

François C..., 33 ans. Entré le 1er mars 1897.

Oreillons à 23 ans, orchite ourlienne bilatérale et atrophie testiculaire consécutive double. Blennorrhagie légère à 25 ans.

Il y a deux ou trois ans, il a commencé à vomir des matières muqueuses, bilieuses, puis alimentaires, de couleur marc de café, affirme le malade. Pas de melæna. Il se plaint d'avoir éprouvé quelquefois des hoquets et des douleurs très vives localisées à l'hypochondre gauche. A cette époque déjà, le malade avait observé au niveau de la région épigastrique une petite tumeur qui sortait et rentrait facilement. Il se mit au régime lacté absolu et obtint une amélioration notable dans son état, à ce point que depuis cinq ou six mois il avait recommencé à manger comme par le passé. Il y a un mois et sans raison, les mêmes accidents qu'il y a trois ans reparurent : douleurs dans la région stomacale, *vomissements noirs*, pas de melæna.

Il entre le 1er mars à la Pitié, salle Piorry ; on lui donne du lait et du bismuth. L'*amélioration* est peu sensible, et il se décide à entrer en chirurgie.

État actuel. — Le ventre est ballonné, et on détermine à la pression des douleurs diffuses. Le foie déborde un peu les fausses côtes. On trouve deux pointes de hernies inguinales et une petite hernie épigastrique siégeant à deux travers de doigt au-dessous de l'appendice xiphoïde. Elle sort facilement sous l'effort; sa grosseur est celle d'une noisette; elle rentre avec la même facilité.

On ne trouve rien à l'exploration profonde du pylore. L'estomac paraît un peu dilaté.

Le malade a des alternatives de diarrhée et de constipation et présente des symptômes éthyliques marqués : crampes dans les mollets, cauchemars terrifiants, rêves professionnels, pituites matinales, tremblement fibrillaire de la langue.

Le matin même de l'opération, *il a un vomissement abondant de liquide brunâtre.*

Opération, le 18 mars. — Incision médiane de 12 centimètres, finissant à 2 travers de doigt au-dessus de l'ombilic. Estomac distendu, très vasculaire, à parois épaisses, plus résistantes et plus dures que normalement, mais sans trace de nodosités.

Au-dessus du pylore et du niveau de la petite courbure, on voit une bride allant de la face inférieure du foie à la face antérieure de l'estomac. On fait la gastro-entérostomie postérieure par le procédé classique. La vascularisation extrême et l'abouchement peut-être trop rapproché de la grande courbure a un peu compliqué l'opération par la quantité de sang écoulé. Toutes les sutures sont faites à la soie. Pansement antiseptique.

Remarques. — Il se produisit un léger hématome à la base de l'épiploon, au niveau de son insertion stomacale, et dû à un vaisseau non lié, pris dans la suture séro-séreuse antérieure. Deux autres petits vaisseaux ouverts pendant la déchirure de l'épiploon et situés dans l'épiploon lui-même ont été liés à la soie.

Durée de l'opération : 55 minutes, dont 24 minutes pour les sutures.

Suites opératoires. — Le malade a des vomissements considérables, immédiatement après l'opération. Le soir *il vomit à flots un liquide brunâtre* analogue à celui qu'il rendait avant l'opération. Dans la nuit, vomissements continuels, agitation extrême. Le matin, 4 grammes de chloral en lavements.

19 mars. Le matin, vomissements abondants de liquide brunâtre. Pilules d'opium de 2 centigr. à 10 heures et demie. A partir de ce moment les vomissements diminuent. A 3 heures et demie, VI gouttes de laudanum. Les vomissements ont à peu près cessé le soir.

A 8 heures, 1 centigr. de morphine. Dans la nuit pas de vomissements.

Le 20. Les vomissements apparaissent de nouveau dans la journée. Ce sont *des matières que le malade rejette avec force, en jet.* Le facies est très mauvais; le pouls très fréquent et faible. On craint une issue mortelle.

Le 21. En présence de la persistance des vomissements et bien que le ventre fût souple et nullement ballonné, M. Desfosse, interne de service, ouvre le ventre. Le malade est endormi à l'éther; on fait sauter les points de suture. On trouve les intestins modérément distendus et de coloration normale. Au niveau de la gastro-entérostomie l'anse a conservé son aspect normal ; il n'y a ni coudure brusque, ni diminution de calibre de l'intestin. Les anses intestinales ne sont point particulièrement vascularisées, et on ne constate en aucun point l'aspect d'un péritoine enflammé.

Immédiatement après la fermeture de l'abdomen par un seul plan de suture à la grosse soie, on pratique une injection intraveineuse de 1,500 grammes de sérum artificiel et une injection de 75 centigr. de caféine.

Le malade *continue à vomir comme auparavant.*

Le facies est mauvais. Délire, agitation extrême.

On croit que le malade n'en a plus que pour quelques heures.

Le 22. Même état extrêmement grave. Les vomissements ont une coloration jaunâtre. Injection de 0 gr. 50 de caféine. Le matin, injection de 1,300 gr. de sérum artificiel. Le soir, nouvelle injection intra-veineuse de 1,500 gr. de sérum.

Langue sèche, pouls misérable, incomptable. Extrémités froides. Lavements nutritifs.

Le 23. Toujours du délire. Vomissements fréquents, pouls fréquent mais plus fort. Le malade urine sous lui ; diarrhée. Injection de 0 gr. 75 de caféine. Injections intra-veineuses de 1,500 gr. de sérum le matin et le soir. Le malade a toujours du délire, mais est moins agité. Il ne peut supporter le poids des couvertures. Lavements nutritifs.

Le 24. Ce matin le malade présente un gonflement extrêmement douloureux de la région parotidienne gauche ; il y a de la peine à ouvrir la bouche. Une purge ne peut être avalée.

Le 25 à 9 heures du matin, mort dans le coma.

Autopsie. — La gastro-entérostomie a bien tenu et le doigt pénètre facilement par l'orifice créé. *A la partie supérieure de la région pylorique, à 2 centimètres du pylore, existe une perforation de l'estomac grande comme une pièce de 2 francs, au centre d'un ulcère adhérent par son pourtour à la face inférieure du foie.*

V. Eiselsberg n'a donc pas tort de recommander l'exclusion en cas d'ulcère hémorrhagique du pylore, de préférence à la gastro-entérostomie.

Nous ne voulons certes pas affirmer que l'exclusion du

pylore est le remède à toutes les gastrorrhagies ; il n'est question que des hémorrhagies petites et répétées. Pour les hémorrhagies graves qui mettent immédiatement la vie en danger, on ne saurait la proposer quand il s'agit de ces cas où l'exploration la plus attentive de la muqueuse pendant l'opération ne montre pas la source de l'écoulement sanguin ; elle serait également tout à fait insuffisante contre la lésion d'un gros vaisseau (splénique, coronaire, etc.) qui donne à plein jet ; il ne peut s'agir là que de ligatures plus ou moins ingénieuses comme moyen de traitement, à la rigueur de cautérisation ; la gasto-entérostomie a également réussi. Mais une fois la ligature, la cautérisation, l'anastomose faites, n'y aurait-il pas un immense avantage, si la source de l'hémorrhagie est dans le voisinage du pylore, à se mettre à l'abri d'une récidive immédiate en protégeant par une exclusion l'ulcère lié, cautérisé, ou oblitéré par un simple caillot ? Cette pratique permettrait au moins de ne pas laisser sans alimentation suffisante, de peur de provoquer une nouvelle hémorrhagie, un malade qui a au contraire un besoin urgent de recevoir tout de suite des aliments et des liquides. Cette exclusion, complément de l'hémostase, est à prendre en considération.

Il n'y a pas que les douleurs et les hémorrhagies qu'entretienne le contact des liquides gastriques avec une tumeur ulcérée ; cette irritation permanente est aussi une cause puissante d'infections secondaires. Qu'il s'agisse d'ulcère ou de cancer, ces infections jouent un rôle considérable non seulement dans la production des adhérences, mais encore dans certains états infectieux généraux qui accompagnent les ulcérations gastriques, le cancer en particulier. Ces infections à distance sont trop connues pour que nous y insistions ici. En nous limitant aux lésions infectieuses chroniques locales, nous rappellerons que toute irritation, toute infection est un facteur important de la rapidité d'évolution du cancer pylorique. En supprimant cette cause d'aggravation on peut obtenir des résultats quelquefois surprenants, témoin les faits que rapportait Steudel au dernier congrès de la Société allemande de chirurgie (1898) : Dans certains cas de la clinique de Czerny où l'on avait posé au cours de l'opération le diagnostic de cancer, on a enregistré après la gastro-entérostomie une survie de deux à cinq ans. L'interprétation la plus simple de pareilles constatations consiste à penser que le chirurgien s'est trompé dans son diagnostic ; même si l'autopsie montre qu'il s'agit bien d'un cancer, on est fondé à croire que le cancer s'est développé dans les derniers mois sur l'ulcère constaté à l'opération et pris pour un néoplasme malin. Cependant ces faits commencent à être fréquents et attirer l'attention des chirurgiens ; tout expliquer par une erreur est trop simple. Une certaine réserve s'impose. D'après Steudel, ces observations permettent de supposer que la croissance des tumeurs malignes subit un certain temps d'arrêt du fait même de la laparotomie. Nous serions plus disposé à croire que c'est simplement la dégénérescence maligne d'un vieil ulcère calleux qui est retardée et cela dans des proportions considérables, par la suppression relative des contacts irritants et répétés. Une suppression non plus relative, mais complète et définitive de tout contact nocif par l'adjonction de l'exclusion à la gastro-entérostomie, peut être envisagée comme devant indéfiniment retarder cette transformation fâcheuse et favoriser au contraire la cicatrisation d'un ulcère entretenu depuis déjà trop longtemps. Ce serait faire là de l'excellente prophylaxie du cancer, prophylaxie dont Doyen plaide la cause depuis déjà tant d'années.

Même en cas de cancer confirmé, l'exclusion a sa raison d'être ; « entre la gastro-entérostomie et la pylorectomie, il y a l'exclusion du pylore » (v. Eiselsberg) qui d'un côté protège le cancer contre l'infection venue de l'estomac et de l'autre, protège l'estomac contre les sécrétions, à tous points de vue nuisibles, d'un cancer irrité.

Nous rappellerons enfin que v. Eiselsberg a vu pour ainsi dire fondre sous ses yeux deux tumeurs diagnostiquées cancer, qu'il avait exclues. Ces deux faits montrent mieux que tout ce que nous pourrions dire à quel point on peut obtenir la résorption de la périgastrite en protégeant l'ulcération, porte d'entrée des infections secondaires.

Dans toutes les circonstances que nous venons de passer en revue, on peut estimer que si l'exclusion a sans doute des avantages, elle ne s'impose cependant pas. Il n'en est plus de même quand on se trouve en présence d'une ulcération pylorique avec menace de perforation et quand la périgastrite, ce qui est la règle, est trop intense pour permettre d'entreprendre quoi que ce soit sur la région malade elle-même ; une gastro-entérostomie n'empêchera pas, dans certaines positions du malade, le liquide gastrique d'affluer vers le point qui menace de se rompre, de favoriser la rupture et de s'épancher par là dans le péritoine. Nous n'en voulons pour preuve que l'observation de Tuffier, rapportée plus haut : malgré la gastro-entérostomie, le malade mourut au septième jour et l'on trouva une perforation des dimensions d'une pièce de deux francs. En pareil cas l'exclusion est une précieuse ressource et v. Eiselsberg n'a pas manqué d'ajouter aux indications tirées des douleurs et des hémorrhagies, la menace d'une perforation.

Il est logique de penser que le meilleur traitement d'un ulcère qui se présente dans de bonnes conditions est d'en pratiquer la résection. Eh bien, dans nombre de cas l'exclusion du pylore vaudrait mieux qu'une résection atypique ; ce sont les cas où il n'y a non pas un ulcère, mais des ulcères du pylore et de la petite courbure ; il s'agit alors non d'une lésion localisée, mais d'une altération ulcéreuse de toute la région pylorique. Pour se débarrasser convenablement de cette région devenue inutile et dangereuse, il faut recourir ou à la pylorectomie ou à l'exclusion.

Obs. XIII. — Schuchardt. *23e Congrès de la Société allemande de chirurgie*, 1894. (In thèse Marion, Paris, 1897.)

J'ai perdu un opéré qui se trouvait avoir plusieurs ulcères d'estomac. J'avais pratiqué l'extirpation d'un ulcère et le malade avait guéri de son opération ; mais il continua à présenter des troubles gastriques graves et il finit par succomber dans le marasme. A l'autopsie on trouva, outre la cicatrice opératoire, un autre ulcère qui avait échappé à l'examen lors de l'intervention.

Un fait mérite d'attirer l'attention. Les auteurs sont unanimes à reconnaître que si la pylorectomie a sur la gastro-entérostomie de sérieux avantages, c'est surtout au point de vue de la restitution à l'estomac de ses fonctions de motricité, et cela qu'il s'agisse d'ulcère ou de cancer. L'avantage est mince pour le rétablissement des fonctions sécrétoires; ces fonctions restant dans les deux cas à peu près ce qu'elles étaient auparavant. Au contraire, après la pylorectomie, la fonction motrice revient à la normale ou s'en rapproche toujours davantage que lorsqu'on a simplement pratiqué la gastro-entérostomie. Or ce qui différencie essentiellement la gastro-entérostomie d'une résection du pylore, de la résection par le second procédé de Billroth en particulier, c'est que la portion de l'estomac encore susceptible de fonctionner a été séparée de la portion malade; dans un cas l'anastomose est faite sur un estomac anormalement adhérent par une de ses parties, dans l'autre l'anastomose est faite sur un estomac libre de toute entrave au bon fonctionnement de ses tuniques musculaires.

Il est impossible qu'un estomac dont une portion quelquefois considérable est immobilisée par une infiltration qui transforme ses parois en un tube rigide, ou par une périgastrite intense, conserve dans sa partie saine un fonctionnement normal; un estomac dans ces conditions ne se rapproche que de très loin de l'estomac normal souple dans toute son étendue, nulle part solidement fixé, empruntant à la fixité relative du duodénum d'un côté et de l'œsophage, de l'autre, ses plus solides attaches. En cas de tumeur inopérable, s'il est impossible de pratiquer une pylorectomie, on peut du moins en donner au malade quelques-uns des avantages, par l'exclusion du pylore qui s'en rapproche. En séparant définitivement la portion malade de l'estomac de la partie saine, on restitue à cette partie saine l'entière liberté de ses mouvements; on la place dans les conditions qui se rapprochent le plus de l'état normal; on lui permet de se contracter d'une façon utile, et cela sans entrer par ces contractions en lutte avec une portion adhérente qui résiste à toute tentative de mobilisation. De plus, le tiraillement de la portion adhérente par les contractions, ne va pas sans provoquer quelque douleur par l'intermédiaire des filets nerveux englobés dans le magma fibreux et malencontreusement secoués. Enfin des tiraillements pour si faibles qu'ils soient ne sont pas faits pour assurer le repos tant désiré de la partie malade.

L'exclusion débarrasse le malade du même coup de ces nombreux inconvénients. C'est pourquoi, ainsi que nous l'avons dit dans un chapitre précédent, quand par l'exclusion on est parvenu à séparer l'estomac en deux tronçons, l'un sain, l'autre malade, il faut à tout prix, à moins de vouloir tout remettre en question, se garder avec soin de rétablir la continuité du viscère. Jeter entre les deux un simple voile épiploïque souple et incapable d'opposer aucune résistance aux contractions de la partie saine, c'est là tout ce que l'on peut se permettre si l'on tient à fermer l'arrière-cavité des épiploons.

Un dernier point bien mis en évidence par Czerny (1) plaide en faveur de l'exclusion : « Je n'ai jamais eu, jusqu'ici, dit-il, l'occasion, dans les cas de cancer du pylore inopérable, de joindre à la gastro-entérostomie, l'exclusion, par une section transversale, de la portion pylorique avec

(1) CZERNY. Congrès de Moscou. *Berliner klinische Wochenschrift*, 1897.

suture d'occlusion des deux tranches. L'augmentation évidente de danger serait peut-être bien peu à considérer, si on pouvait par cette modification écarter pour longtemps l'envahissement de la bouche de la gastro-entérostomie par le cancer du pylore. Car l'aggravation de l'état tout d'abord heureux des malades, après la gastro-entérostomie, tient le plus souvent à l'envahissement par le cancer de la bouche stomacale, d'où rechute dans l'état local et général. Dans un petit nombre de cas seulement le bon fonctionnement de la nutrition va jusqu'à la mort qui survient par métastase et ascite. »

Il est vivement regrettable qu'une opération aussi simple et dont on est en droit d'attendre de bons résultats n'ait jamais été tentée contre le cancer.

On devra du moins se rappeler, si en raison de la prétendue gravité de l'opération on ne croit pas devoir faire d'emblée l'exclusion dans les cas nombreux où nous n'avons pas craint de la proposer, on devra se rappeler, disons-nous, qu'il n'est jamais trop tard pour faire une exclusion, qu'on peut la faire secondairement quand la gastro-entérostomie n'a pas donné tout ce qu'on en attendait ; on y recourra en particulier pour mettre un terme à des douleurs persistantes, à un suintement sanguin rebelle; en pareil cas l'exclusion est d'autant plus précieuse que nous n'avons d'autre ressource à notre disposition.

Jusqu'ici, il n'a été question que de l'exclusion unilatérale. Les faits nous manquent pour porter un jugement sur l'exclusion bilatérale totale : par analogie avec les résultats expérimentaux obtenus sur l'intestin, elle nous semble devoir plutôt être évitée ; que la région pylorique sécrète moins que l'intestin, que son contenu soit moins septique que celui du cæcum, la chose est probable, dans certains cas tout au moins, mais non démontrée.

Au contraire, l'exclusion bilatérale avec fistule semble devoir être sans danger ; Wölfler la conseille ; elle serait applicable dans certaines formes de cancer avec périgastrite suppurée, après incision de l'abcès et avec persistance de la fistule gastrique. Elle n'a jamais été employée. Mais pour l'intestin tout au moins la fistule doit présenter un certain calibre et laisser un libre écoulement aux produits sécrétés ; on peut être obligé de l'élargir ou de la rouvrir ainsi que dut le faire Funke (1) dans une exclusion bilatérale du cæcum.

Ce calibre suffisant que doit présenter la fistule peut faire craindre que dans certains cas de sténose très serrée, on ne réalise par le fait une exclusion bilatérale totale du pylore sans le vouloir. Certaines tumeurs cancéreuses ne laissent persister qu'un trajet pylorique de 2 à 3 millimètres de diamètre seulement, ainsi que nous avons pu en observer un cas sur une pièce de pylorectomie de M. Hartmann. C'est là un danger qu'il faut prévenir.

L'exploration du calibre du pylore par l'introduction du doigt en invaginant les tuniques, donne déjà des renseignements sur le degré de coarctation de l'orifice. En cas de doute, il faudrait, après la section transversale de l'estomac, explorer directement le pylore ; il reste toujours un trajet perméable dont on peut déterminer le calibre à l'aide d'une sonde en gomme ; si la sténose est très serrée, une légère

(1) FUNKE. Zur Casuistik der Darmausschaltung. *Prager med. Woch.*, 1895, nos 32 et 33.

dilatation pourrait être obtenue graduellement avec des bougies ; il n'y aurait peut-être non plus aucun inconvénient à procéder à un curettage énergique pour rétablir une lumière convenable ; A. Bernays (1) a, par ce procédé, employé isolément, obtenu de bons résultats dans le cancer du pylore ; il est à remarquer néanmoins que depuis longtemps il n'a plus été question de son procédé et ce silence prolongé nous laisse quelques doutes sur l'excellence de la méthode. En cas d'incertitude sur le degré de perméabilité du pylore, après exploration digitale externe, nous croyons plus prudent de s'abstenir de toute intervention ; les sténoses serrées au delà du calibre d'un crayon, par exemple, sont d'ailleurs très rares ; l'exclusion ne tirera qu'exceptionnellement de ce fait une contre-indication.

(1) A. Bernays. *Annals of Surgery*, p. 489, décembre 1887.

Objections.

Jusqu'à ce jour les objections produites contre la pratique de l'exclusion reposent uniquement sur ce fait que l'exclusion est une opération dangereuse par elle-même et qu'elle augmente de beaucoup la durée de l'intervention habituellement limitée à la gastro-entérostomie. Ce sont là des affirmations a priori.

Nous ne concevons pas en quoi il est dangereux de sectionner les parois gastriques entre deux pinces pour les recoudre immédiatement après; les manœuvres sont moins compliquées que celles qui sont nécessaires à l'établissement d'une gastro-entérostomie ; quand l'opération est faite méthodiquement hors de l'abdomen, avec les soins aseptiques de rigueur, le danger est absolument nul; il ne s'agit que de sutures d'occlusion, c'est-à-dire des sutures les plus simples que l'on ait jamais à pratiquer sur le tube digestif. L'essentiel est d'avoir à sa disposition un mode de suture sur lequel on puisse compter, et ce mode de suture éprouvé, nous l'avons.

Quant à la durée de l'opération, on peut la raccourcir considérablement en recourant au procédé que nous avons indiqué; nous ne pouvons donner des chiffres, n'ayant jamais pratiqué l'exclusion que chez le chien, mais il n'est pas douteux que le temps le plus long et le plus délicat dans l'exclusion du pylore, c'est celui de la gastro-entérostomie.

D'ailleurs, longue ou courte, il y a des cas où il faut

recourir à l'exclusion sous peine de faire une opération incomplète ; et le souci de la rapiditité ne doit jamais faire perdre celui de la sécurité des suites immédiates ou éloignées ; nous ne pensons pas d'ailleurs qu'en dehors des cas où l'on pratique la gastro-entérostomie d'urgence, les malades soient si affaiblis qu'ils ne puissent supporter qu'on prolonge l'intervention d'une quinzaine de minutes ; nous pensons au contraire que ceux-là font fausse route qui cherchent l'augmentation de leurs succès dans un accroissement toujours plus grand de la rapidité. Les cancéreux présentent souvent une résistance à laquelle on ne se serait pas attendu, et quand nous voyons certains chirurgiens guérir presque tous les malades à qui ils résèquent le pylore, en plus d'une heure, nous nous demandons pourquoi les mêmes malades ne résisteraient pas à une opération moitié moins longue et beaucoup moins grave. Sans doute ce ne sont pas tout à fait les mêmes malades ; mais l'on conviendra que pour les cancéreux en particulier, des adhérences trop étendues peuvent contre-indiquer une résection sans que pour cela le malade en soit arrivé au dernier degré de la cachexie. Le plus ou moins de mobilité d'une tumeur dépend plus souvent de la répartition spéciale du cancer dans les tissus que de l'évolution plus ou moins ancienne de la lésion.

Aussi, en dehors des cas d'urgence, de ces cas où on tente les chances d'une gastro-entérostomie pour sauver un malade à la veille de la mort, considérons-nous comme négligeables les objections à l'exclusion tirées d'une plus grande durée de l'opération qui existe à peine, et d'un plus grand danger qui n'existe pas.

CONCLUSIONS

I. — La méthode générale de l'exclusion uni ou bilatérale d'un segment du tube digestif est applicable au pylore. Par analogie, l'exclusion bilatérale totale du pylore semble ne devoir pas être tentée.

II. — Les indications de l'exclusion du pylore ne peuvent encore être posées d'une manière définitive, vu le petit nombre d'observations publiées.

Néanmoins, on peut déjà dire que l'exclusion s'adresse, d'une part, à des tumeurs de la région pylorique de nature maligne ou douteuse et inextirpables, d'autre part, à des tumeurs pyloriques dont l'extirpation serait possible, mais dont la nature bénigne ne laisse pas de doute.

III. — Il y a avantage à mettre, par l'exclusion unilatérale, la région pylorique à l'abri du contact du contenu gastrique en cas de douleurs vives, d'hémorrhagies tenaces, de menace de perforation. L'exclusion très incomplète réalisée par la gastro-entérostomie simple n'est pas toujours suffisante en pareilles circonstances.

IV. — La suppression absolue et définitive de toute continuité entre le segment sain et le segment malade de l'estomac peut en outre rendre au segment sain sa motricité normale, supprimer les douleurs qui résultent du tiraillement des adhérences par la portion de l'estomac qui fonctionne encore et, en cas de cancer, protéger la bouche anastomotique contre un envahissement plus ou moins rapide du néoplasme. Enfin, ainsi que le montrent certains cas de gastro-entérostomie, en éloignant les causes d'irritation qui agissent sur un cancer du pylore, on parvient souvent à retarder son évolution d'une façon très appréciable.

V. — L'objection tirée de la durée de l'opération n'est valable que si l'on fait usage d'un manuel opératoire vicieux ou s'il s'agit d'un malade tout particulièrement affaibli.

BIBLIOGRAPHIE

Baracz (von). — *Centralblatt für Chir.*, 1894, n° 27.
— *Wiener klin. Woch.*, VIII, n° 28, 1895.
— *Centralbblatt für Chir.*, 3 avril 1897, XXIV, 13.
— *Congrès de Moscou*, 1897. *Rev. chirurg.*, 10 oct. 1897.
Bernays (A.). — *Annals of surgery*, p. 489, décembre 1887.
Boud. — *Lancet*, 25 juillet 1897, p. 236.
Czerny. — *Congrès de Moscou*, 1897. *Berliner klinisch. Wochensschrift*, XXXIV, 34, 35, 36, 1897.
Doyen. — *Traité chir. des malad. de l'estomac*, 1895, p. 320.
— *Congrès français de chirurgie*, 1893 et 1897.
— *Académie de médecine*, 1898.
Eiselsberg (von). — *Wiener klin. Woch.*, 1893, VI, 8.
— *Nederl. Weckl.*, 1, 8, 1896.
— *Wien. klin. Woch.*, IX, 12, 13, 14, 1896.
Franck (R.). — *Wien. klin. Woch.*, n° 27, 1892.
Funke (Carl). — *Prager med. Woch.*, n° 32, 33, 1895.
Gross. — In Wilhelm, Th. de Nancy, 1893.
Hacker (von). — *Wiener klin. Woch.*, 1892.
Hahn (Eugen.). — *Deutsche medic. Woch.*, 1897, B. 650, 672, 691.
Heydenreich. — *Semaine médicale*, 1897, p. 41.
Hochenegg. — *Wiener klin. Woch.*, 1891, n° 53.
Kammerer. — *New-York med. Record*, 1897, t. I, p. 253.
Klecki (Karl). — *Wiener klin. Woch.*, 1894, VII, 25.
Kummer. — *Archiv. für klin. Chir.*, 1891, XLII, p. 534.
Kusmik. — *Deutsch Zeitsch. f. Ch.*, Bd XLV, 1897.
— *Wratch*, 1897, XVIII, n° 41, p. 1486.
Lührs. — *München. med. Woch.*, 1896, XLIII, 33, 34.
Marion. — Thèse Paris, 1897.
Mikulicz. — *Archiv. für klinische Chir.*, 1888, Bd 37, s. 79.

Obolinski. — *Centralblatt f. Chir.*, 1894, XXI, p. 1193. — 1895, XXII, 6. — 1896, XXIII, 34.
— *Wien. med. Press.* 1897, XXXVIII, 35.
Quénu. — *Rev. chirurgie*, 1895 p. 850.
Reichel.— *Chir. Centralblatt*, 1895, XXII, 2.
Roux. — *Revue de gynécologie*, 1897, p. 112.
Salzer. — *Verhandl. d. deutsch. Gesellch. f. Chir.*, 1891.
— *Beitrage zur Chir.*, 1892, p. 530.
Savariaud. — *De l'ulcère hémorrhagique de l'estomac*. Thèse Paris, 1898.
Schuchardt. — 23e *Congrès de la Soc. all. de Chir.*, 1894. *Semaine médicale*, 1897, p. 326.
Stendel. — *Congrès de la Soc. all. de Chir.*, 1898.
Wiesniger. — *Münch. med. Woch.*, XXI, 51, 1895.
Wolf Fick. — *Archiv. f. klin. Chir.*, 1897, LIV, 3, p. 528.
Wölfler. — *Berlin. klin. Woch.*, 1896, n° 23.

IMPRIMERIE LEMALE ET Cie, HAVRE

www.ingramcontent.com/pod-product-compliance
Ingram Content Group UK Ltd.
Pitfield, Milton Keynes, MK11 3LW, UK
UKHW012243240726
13966UKWH00004B/1272